Credere in sé stessi

~ 2 libri in 1 ~

La Terapia cognitivo-comportamentale (CBT) per gestire stress, depressione e ansia.

Il Carisma per sviluppare sicurezza, persuasione e influenza sulle persone.

Ted Goleman

INDICE

~

~

Terapia cognitivo comportamentale (CBT)

~

Tecniche per gestire i problemi di stress, depressione e ansia. Usare emozioni, pensieri e azioni per il proprio benessere, attraverso la consapevolezza.

Ted Goleman

Introduzione

L a terapia cognitivo comportamentale, meglio conosciuta come CBT, è una sorta di trattamento o psicoterapia che aiuta le persone permettendo loro di cambiare modelli di comportamento e pensieri specifici. L'idea principale alla base è il fatto che la maggior parte delle nostre azioni hanno processi di pensiero sottostanti.

Pertanto, se in un individuo, ci sono pensieri disadattati che portano a comportamenti disadattati di qualsiasi tipo, l'attenzione si concentra nel cambiare quei pensieri, così il comportamento in questione può essere cambiato. Nella CBT, il rapporto tra azioni e pensieri è attentamente esaminato.

Pertanto, sia la persona che il terapeuta sono partecipanti attivi nel processo di assicurarsi che il paziente migliori. Entrambi hanno un ruolo altrettanto importante da svolgere. Questa è una deviazione dalle forme tradizionali di psicoterapia psicodinamica.

Un altro fatto che deve essere notato è che, dal momento che la CBT si concentra nel sostenere i pazienti ad aiutare sé stessi, questi avranno anche bisogno di fare un po' di lavoro al di fuori delle sessioni di terapia. Questa sorta di "compito a casa" viene utilizzato per consentire al comportamento o modelli di pensiero di emergere, il che permetterà sia il terapeuta che la persona a concentrarsi o indirizzarsi su azioni specifiche.

È per questo motivo che la CBT è comunemente indicata come terapia mirata. Il risultato finale che deve essere ottenuto è liberare la persona dai sintomi mentali. Questo ha portato ad un approccio metodologico nel trattare con questi problemi, e quindi, la CBT moderna è più breve rispetto ad altre forme di psicoterapia.

In sostanza, la CBT ti permette di costruire una serie di abilità che non solo elimina i pensieri e il comportamento disadattati, ma ti permette anche di essere consapevole delle tue emozioni e pensieri. Questo vi permetterà di riconoscere le situazioni problematiche in anticipo e lavorare su di loro al fine di garantire che tali pensieri negativi siano metodicamente eliminati. Man mano che tutte le sessioni di CBT verranno completate, la persona sarà in grado di capire come le situazioni e i pensieri influenzano le azioni e come le azioni possono influenzare le emozioni, rendendola più adatta ad affrontare quelle disfunzionali.

Questi processi di pensiero possono essere accuratamente riassunti dalla parola 'cognitivo' e quindi, l'obiettivo della CBT è quello di rimuovere le carenze cognitive o distorsioni. Bisogna notare che, quando le distorsioni o carenze cominciano a influenzare le capacità emotive, la CBT entra in gioco.

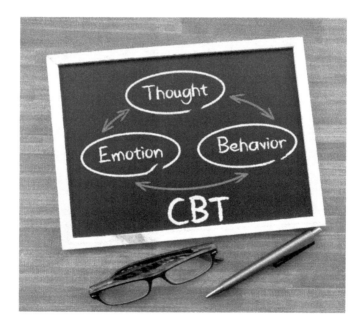

"I pensieri sono perle false finché non si trasformano in azioni.

Sii il cambiamento che vuoi vedere avvenire nel mondo."

Mahatma Ghandi

Capitolo 1. Teorie, tecniche e storia della CBT

L a terapia cognitivo comportamentale è un trattamento psicoterapeutico a breve termine basato su prove, che viene comunemente usato per trattare una serie di problemi psicologici. È diventato sempre più popolare negli ultimi anni. Anche se la CBT è spesso raccomandata come trattamento per una vasta gamma di disturbi, è stata inizialmente sviluppata come strumento di gestione per la depressione. CBT è ora considerato un trattamento molto efficace per molti disturbi diversi, tra cui ansia, fobie, bassa autostima, problemi con l'alcol o la tossicodipendenza, e problemi di gestione della rabbia. CBT è sempre più prescritta come alternativa e come supplemento all'intervento medico.

Concetti chiave

La terapia cognitivo comportamentale si basa sul concetto che i nostri pensieri, percezioni ed emozioni hanno tutti una forte influenza sul nostro comportamento. Il modo in cui pensiamo a una situazione specifica nella nostra vita può influenzare direttamente il modo in cui la affrontiamo. La CBT segue la premessa che i nostri pensieri e sentimenti svolgono un ruolo fondamentale nel determinare il nostro comportamento, e che nel tempo, tendiamo a sviluppare modelli specifici di pensiero e sentimento. Se questi modelli sono distruttivi, non integri o non realistici, possono avere un impatto negativo sul comportamento. La ricerca indica che il modo in cui percepiamo una situazione può avere un'influenza maggiore sulla nostra reazione ad essa che non sulla situazione stessa.

Ha lo scopo di migliorare i nostri modelli di pensiero negativo e trasformarli in positivo. Questo si ottiene imparando e praticando tecniche che ci permettono di cambiare. Educandoci sulla metodologia della CBT, impariamo a sfidare i nostri pensieri distorti e ci domandiamo se le nostre convinzioni siano una rappresentazione accurata della realtà. La CBT ci fornisce un nuovo modo di comprendere i nostri problemi e le nostre competenze per affrontarli non appena si verificano. Le strategie della CBT ci insegnano a concentrarci sul miglioramento dei nostri pensieri, umore, e funzionamento generale, per risultati a lungo termine nella salute mentale e serenità.

Basato su prove

La CBT è riconosciuta in tutto il mondo come una terapia basata su prove, il che significa che è stato dimostrato essere un trattamento efficace attraverso una rigorosa ricerca scientifica. È stato valutato in modo scientificamente valido, e i risultati indicano che funziona bene per molti tipi diversi di problemi. Attualmente è l'unico approccio di trattamento psicologico con il supporto più scientifico e spesso raccomandato per varie malattie mentali.

Coinvolge la psicoeducazione

La CBT richiede almeno un certo livello di apprendimento, compresa l'educazione sulla vostra diagnosi particolare o le strategie specifiche previste nel trattamento. Se hai scelto di usare la CBT da un professionista, probabilmente all'inizio del trattamento, ti fornirà alcune informazioni sulla CBT stessa. Per coloro che scelgono di auto-imparare strategie di CBT, ci sono molte fonti utili di informazioni disponibili online. Conoscere il tuo disagio e le migliori opzioni per trattarlo, è un primo passo essenziale nella CBT.

Collaborazione

La terapia cognitivo comportamentale incoraggia una relazione terapeutica condivisa tra terapisti e clienti. In generale, il cliente e il terapeuta lavoreranno insieme per identificare e comprendere le difficoltà del cliente di elaborare le giuste strategie. Questo richiede loro di essere sulla stessa linea, investiti nel processo, e disposti a partecipare attivamente. Come accennato, la CBT è un approccio terapeutico che può essere fatto anche senza il coinvolgimento di un terapeuta. Per migliorare il tuo stato d'animo, la CBT richiederà la tua partecipazione attiva alla metodologia e alle tecniche di base.

Incentrato sul problema e orientato agli obiettivi

La terapia cognitivo comportamentale adotta un approccio pratico alla risoluzione dei problemi. Si tratta di un approccio orientato agli obiettivi che si concentra su sfide specifiche e attuali, oltre a trovare soluzioni a queste sfide. I metodi coinvolti nella CBT incoraggiano l'istruzione e lo sviluppo delle competenze, si concentrano sulla comprensione di pensieri, comportamenti e sentimenti come elemento critico della terapia. Le tecniche introdotte nella CBT sono dirette a risolvere i problemi attuali della vita e a insegnare soluzioni a lungo termine.

Breve durata

Se stai lavorando con un bravo terapeuta, scoprirai che il tuo trattamento durerà, molto probabilmente, da cinque a venti sessioni. Questa terapia è pensata per essere un servizio breve e limitato nel tempo. La durata del trattamento può variare a seconda della gravità e della complessità dei problemi. La CBT mira ad aiutare i clienti a raggiungere rapidamente i loro obiettivi e insegnare loro competenze di cui possono beneficiare in seguito. Essenzialmente i terapisti, in questa pratica, vogliono lavorare da "fuori", per lasciare il trattamento nelle mani del cliente. L'affidamento al terapeuta non è incoraggiato nella CBT, in quanto l'attenzione è rivolta all'educazione e all'emancipazione del cliente.

Strutturato

Le sessioni con un terapeuta cognitivo hanno una struttura specifica e un approccio mirato. Il terapeuta assume spesso un ruolo di istruzione, lavorando con il cliente per creare un piano per le sessioni. Insieme, si assicureranno di occuparsi di ciò che sarà più vantaggioso per il cliente. I clienti sono indirizzati a discutere problemi e preoccupazioni specifiche.

Questa struttura può essere replicata per coloro che desiderano praticare strategie di CBT per conto proprio. La chiave di tutto è stabilire obiettivi realistici e specifici da raggiungere, rimanendo concentrati su di essi. Potrebbe essere meglio mettere da parte un po' di tempo ogni giorno per lavorare sulle strategie introdotte, e sarà imperativo impegnarsi come faresti con il trattamento professionale.

Variazioni disponibili

La terapia cognitivo comportamentale può essere adattata per soddisfare un'ampia varietà di esigenze e preferenze. Le strategie, i processi e i protocolli consigliati nella CBT possono essere modificati e combinati in base alle esigenze.

Anche se la CBT è spesso implementata come terapia one-to-one, ci sono diverse alternative che possono essere molto efficaci e convenienti. La CBT può essere applicata in contesti di gruppo per coloro che trarrebbero beneficio dalla condivisione delle loro esperienze con gli altri. Generalmente, le sessioni di gruppo sono create per gli individui che soffrono di una diagnosi o malattia simile. Inoltre, le informazioni e gli insegnamenti possono essere consegnati in una varietà di formati diversi. Ad esempio, le sessioni possono essere disponibili online o al telefono con un terapeuta, piuttosto che di persona. Molti materiali di auto-aiuto sono disponibili anche in libri, applicazioni o online, e possono essere utilizzati da soli o come supplemento al trattamento professionale.

Il cliente diventa terapeuta

Le strategie e le tecniche delineate nella terapia cognitivo comportamentale sono abilità che puoi praticare da solo senza l'intervento di un terapeuta. Questo è un elemento di terapia che è unico per la CBT. Educando sé stessi, seguendo i processi, facendo gli esercizi di pratica e analizzando le risposte, si possono imparare nuovi modi di affrontare le problematiche, di cui si potrà continuare a beneficiare per lungo tempo.

Storia della terapia cognitivo comportamentale

Anche se la terapia cognitivo comportamentale è spesso pensata come una forma moderna di trattamento, non è una nuova terapia. Il fatto è che la CBT ha una storia piuttosto lunga ed è stata sviluppata sulla base di decenni di ricerca scientifica. Nasce da due scuole di pensiero ben note e distinte: il comportamentismo e la terapia cognitiva.

Terapia comportamentale – La terapia comportamentale per la depressione e l'ansia è emersa per la prima volta negli anni '50. Si basava sull'idea che i comportamenti possono essere osservati, misurati e modificati, e che le nostre risposte agli stimoli intorno a noi modellano il nostro comportamento.

Negli anni sessanta, durante la sua pratica di psichiatra, il dottor Aaron Beck iniziò a concentrarsi sull'idea che il legame tra pensieri e sentimenti fosse cruciale. Scoprì che i pazienti depressi spesso sperimentavano pensieri pieni di emozioni che sembravano sorgere spontaneamente. Spesso, non erano pienamente consapevoli di questi pensieri. Beck rivolse la sua attenzione a quelli che chiamava "pensieri automatici".

Beck sviluppò ulteriormente questa teoria concludendo che, se una persona si sentiva turbata in qualche modo, i suoi pensieri erano di solito negativi o irrealistici. Iniziò a lavorare con i suoi pazienti per aiutarli a identificare e capire i loro pensieri negativi automatici e in questo modo, scoprì che i pazienti erano in grado di pensare in modo più realistico, capire meglio i loro problemi e iniziare a superare le loro difficoltà, per un cambiamento positivo e duraturo. Cambiando le convinzioni sulla loro situazione, cambiarono il comportamento attuale e le azioni future. I suoi pazienti si sentivano meglio e ottenevano buoni risultati.

Beck chiamò questo modello "terapia cognitiva", a causa dell'attenzione ai pensieri e al loro ruolo nella salute mentale. Quando combinato con tecniche comportamentali per il trattamento della depressione, questo nuovo approccio fu coniato come "terapia cognitivo comportamentale" e in breve tempo questo modello di trattamento iniziò a guadagnare accettazione nel campo della psicologia. Dal 1960, la CBT ha subito sperimentazioni scientifiche di successo in tutto il mondo ed è stata applicata con successo a una varietà di problemi.

Capitolo 2. Caratteristiche della terapia cognitiva standard

L a CBT ha dimostrato di essere efficace nell'alleviare i sintomi in una vasta gamma di problemi di salute mentale, che vanno dalla dipendenza alla schizofrenia, insieme a quasi tutto ciò che c'è in mezzo. È stato dimostrato essere efficace più dei farmaci e altre forme di terapie. Le persone che hanno completato questa forma di terapia si trovano più preparati a gestire qualsiasi situazione la vita può presentare loro, permettendo un alleviamento più permanente dei sintomi ingestibili. Anche il farmaco, che assolutamente può essere efficace per alleviare i sintomi, non ha effetti di lunga durata come la CBT. Se il farmaco viene interrotto, i sintomi spesso si ripresentano poco dopo.

La CBT è così efficace per un motivo molto semplice: restituisce il controllo a voi. Così come molti dei sintomi di ansia accusati ruotano intorno a una mancanza di controllo percepito sulla situazione, attraverso la CBT e l'apprendimento delle competenze necessarie, si riprende il controllo della situazione stessa. Molta mancanza di controllo deriva dalla parte emotiva del cervello che prevale sulla parte logica. Tuttavia, quando impari a concentrarti sulla parte logica della tua mente, quei sentimenti di agitazione emotiva e impotenza cominciano a svanire. Ricordate, le emozioni sono irrazionali, sono influenzate da tutto, dal colore della camicia che si indossa a quanto traffico c'era quella mattina. Lasciando che le emozioni governino la tua vita, farai fatica a trovare la stabilità di cui la tua vita ha bisogno per trovare il controllo.

Quando viene data la conoscenza di come funzionano i vostri pensieri, imparerete quanto profondamente un singolo pensiero negativo possa evolversi in altri aspetti. Ogni pensiero negativo che impari a eliminare causa un effetto domino di pensieri sempre più positivi e sani, che a loro volta, creano comportamenti positivi e sani. Questi comportamenti sani incoraggiano pensieri più sani, e presto scoprirai aspetti della tua vita che pensavi fossero del tutto estranei e che miglioreranno pure.

La CBT, nonostante il fatto che sia più breve della maggior parte degli altri tipi di terapia, insegna una moltitudine di abilità e meccanismi di coping (*in psicologia, il termine coping, termine inglese traducibile con "strategia di adattamento", indica l'insieme dei meccanismi psicologici adattativi messi in atto da un individuo per fronteggiare problemi emotivi ed interpersonali, allo scopo di gestire, ridurre o tollerare lo stress ed il conflitto*), per darti tutti gli strumenti di cui avrai bisogno. Potenziato dalle conoscenze e dalle competenze che la CBT ti fornisce, sarai in grado di renderti autosufficiente. Imparando a far fronte da soli alle problematiche, si ridurrà al minimo la necessità di andare in terapia. Si può anche eliminare la necessità di farmaci, in alcuni casi, come quando il farmaco viene utilizzato per mitigare i sintomi invece di trattare gli squilibri chimici sottostanti. Spesso, con disturbi d'ansia, il farmaco viene utilizzato per rilassarsi o sedare l'utente al fine di alleviare i sintomi. Tuttavia, questi farmaci possono essere così debilitanti che il malato non può svolgere le funzioni quotidiane durante l'assunzione. Con la CBT, imparerai le abilità di coping per cercare di mitigare la necessità di uso dei farmaci, come quando l'ansia diventa condizionante, e avrai le abilità necessarie per combatterla.

Ricordate però che non si dovrebbe pasticciare con i farmaci prescritti, senza prima discuterne con il vostro medico. Sarà lui o lei in grado di guidarvi attraverso i passaggi di svezzamento fuori del farmaco, e sarà in grado di giudicare la vostra situazione individuale per determinare se il farmaco è necessario. In definitiva, se il farmaco è uno strumento necessario per voi, dovrete continuare ad assumerlo. Meriti di essere a tuo agio nella tua mente senza preoccuparti dei sintomi di ansia che ti impediscono di "funzionare" bene, e identificare il metodo che funzionerà meglio per te è un processo di tentativi ed errori. La CBT, anche se efficace per molte persone, non funzionerà per tutti, e questo deve essere tenuto in considerazione.

Inoltre, la CBT funziona perché provoca cambiamenti reali nella tua vita. Quando ti impegni nella CBT con un terapeuta, ti verranno dati compiti per casa su base regolare, per farti praticare i metodi forniti e per abituarti a implementare questi cambiamenti in tempo reale. Pensate alla CBT come a un corso accelerato nell'apprendimento dei meccanismi di coping, e l'unico vero modo per impararli è quello di impegnarsi in un sacco di pratica. Nelle sessioni di CBT, il tuo terapeuta ti insegnerà nuovi metodi, li praticherà con te e poi ti inviterà ad aggiungerli alla tua vita. Alla prossima sessione, ci sarà una breve sessione di revisione in cui si rifletterà sull'impatto che questi meccanismi di coping hanno avuto sulla vostra vita, e il vostro terapeuta fornirà approfondimenti o consigli su come cambiare le cose ulteriormente. Tuttavia, se non sei ancora interessato o in grado di vedere un terapeuta, dovrai creare tu stesso questi incarichi e questi obiettivi.

Questo libro ti fornirà incarichi di esempio per ogni fase del processo della CBT, ma dovrai modificarli attivamente per adattarli alla tua situazione. Dovrai rimanere impegnato e motivato a continuare il processo da solo senza che un terapeuta ti ritenga responsabile. La natura strutturata della CBT lavora per renderti responsabile ed è uno dei componenti chiave della terapia. L'unico modo per realizzare questo, è costringere te stesso a rispettare un programma realistico che si imposta quando si inizia. Naturalmente, uno dei maggiori vantaggi di tentare il processo della CBT da soli è la capacità di poter essere flessibili negli orari, ma ricordate che bisogna essere regolari nel lavoro sulla vostra salute mentale, e l'impostazione di orari e verifiche delle varie sezioni, sono necessari.

Bisogna ricordarsi di cercare di preservare i componenti chiave della CBT per ottenere la massima efficacia, e riconoscere che uno dei motivi principali per cui la stessa è così efficace, è dovuto a tali componenti. Onorando questi, si vedranno i benefici più completi che la CBT ha da offrire.

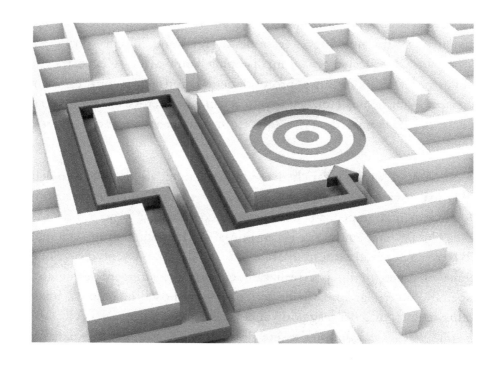

"Più gli *obiettivi* sembrano difficili da **raggiungere,** *più soddisfazioni si avranno nel perseguirli e superarli.* "

Francesco Agati

Capitolo 3. Tecniche per riqualificare il cervello

Identificazione dei trigger (fattori scatenanti)

I trigger emotivi sono stimoli diversi che evocano potenti risposte negative che sono spesso sproporzionate rispetto alla realtà. Spesso non hanno senso per coloro che osservano i comportamenti e potrebbero non avere senso anche per te stesso. Quando si nota un modello che si innesca e si ripete su base regolare, è il momento di iniziare a identificare ciò che quei trigger significano per voi.

Quando attivato, i sintomi più comuni sono:

- Sentirsi come se il cuore stesse correndo, con o senza dolore al petto

- Sentirsi come se si sta soffocando o non si può respirare

- Vampate di caldo o freddo e sudorazione

- Nausea, vertigini o svenimento

- Tremori

- Emozioni intense

- Reazioni comportamentali intense destinate a proteggerti dalle emozioni scatenate (urlare, correre, piangere o altre reazioni)

Perché si verificano trigger emotivi

Le tre ragioni più comuni dei fattori scatenanti emotivi sono:

- Valori opposti e sistemi di credenze
- Traumi

- Preservare l'ego

Spesso, i trigger avvengono per uno dei tre motivi, anche se ne possono emergere altri. Prima di continuare a imparare a identificare i trigger, è necessario comprendere i tre motivi comuni. Una volta che si comprendono questi tre motivi comuni, sarà possibile ordinare ogni singolo evento di attivazione in una categoria che può aiutare a dargli un senso. Ad esempio, se il tuo amico ha fatto un commento sprezzante su un gruppo minoritario quando promuovi l'uguaglianza, la tua forte reazione a essere innescata probabilmente rientra nella prima sezione dei punti di vista opposti. Questo può portare a una maggiore comprensione del motivo per cui si potrebbe sentire il bisogno di reagire così fortemente a un commento così piccolo.

Valori opposti e sistemi di credenze

Tutti noi abbiamo una varietà di credenze che sono parte integrante di ciò che siamo come persone. Queste potrebbero essere credenze religiose o valori legati a chi siamo come persone, come la convinzione che tutte le persone meritino lo stesso trattamento, o che mangiare animali sia sbagliato. Potete tenere queste credenze e accettarle come vere proprio come sono, ma inevitabilmente troverete qualcun altro che non è d'accordo con voi. Quando senti che queste credenze a cui tieni così profondamente vengono messe in discussione da altre persone, probabilmente reagirai visceralmente in loro difesa. Dopo tutto, tu le accetti come vere, e pensi che anche le altre persone dovrebbero farlo. Le tue emozioni vanno in tilt mentre le difendi, sentendoti come se le tue convinzioni e i tuoi valori fondamentali venissero messi alla prova, perché è più facile reagire in modo difensivo che accettare che quelle convinzioni fondamentali, che hai usato per costruire tutta la tua vita, sono sbagliate.

Trauma

Questo è ciò che la maggior parte delle persone in genere pensa quando si tratta di essere "innescato". Quando le persone subiscono un trauma, spesso, le cose che ricordano quel trauma possono causare le stesse potenti emozioni a cascata sulla persona. Qualcosa di innocuo come un profumo di cibo, che è capitato durante l'evento traumatico, potrebbe scatenare la sensazione di sentirsi come se si fosse nuovamente bloccati nel trauma. Questi sono anche i trigger più comuni per le persone che hanno PTSD (disturbo post traumatico da stress). Tutto ciò che ricorda, per quanto casuale, il trauma, innesca reazioni intense.

Preservare l'ego

Come discusso nella sezione sulle credenze opposte, dove non ci piace quando i pensieri o le credenze fondamentali sono messi in discussione, la stessa cosa accade quando quei pensieri e sentimenti sfidano chi crediamo di essere come persone. L'ego è il senso più profondo che hai, di chi sei. È una sorta di proiezione di chi sei per altre persone, un'idea di chi dovresti essere nella società. Questo è costruito con i nostri pensieri, la nostra cultura e i nostri valori culturali, e altre credenze che abbiamo per permetterci di adattarci alla nostra società. In definitiva, questo ego serve come un modo per proteggerci da ciò che temiamo. In questo caso, temiamo la distruzione dell'ego che è stato creato per proteggerci. Senza quell'ego, ci sentiamo intrinsecamente vulnerabili, e per questo proteggeremo il nostro ego con brutalità. Quando ci sentiamo come se il nostro ego fosse stato sfidato o minacciato, rispondiamo con forza. Questo stato innescato, fa sì che la minaccia per il nostro ego sia combattuta con ogni mezzo necessario.

Identificare i trigger emotivi

Ora che hai compreso i motivi più frequenti per cui potresti sentirti emotivamente innescato, puoi iniziare a capire come identificare ciò che ti innesca. Questo richiederà di concentrarsi, da vicino, sull'osservazione diretta e intenzionale dei propri fatti di coscienza e di considerare davvero ciò che potrebbe causare una reazione così forte. Questo processo non è sempre facile, soprattutto durante i periodi durante i quali si sono innescati, in quanto è incredibilmente difficile ignorare la parte emotiva del cervello. Tuttavia, una volta che alla fine impari a ignorare le emozioni che scatenano il caos nella tua mente, sarai in grado di capire perché a volte ti comporti nel modo in cui lo fai. Le risposte di ciò che i trigger sono, possono essere come una sorpresa per voi, una volta che sono stati identificati. Quando si è pronti per iniziare a identificare i trigger, è il momento di estrarre il diario o preparare un'area tranquilla e iniziare a riflettere. Ricordate, questo processo dovrebbe essere fatto un trigger alla volta in modo da poter veramente riflettere su ciascuno di essi accuratamente e completamente, per identificare quante più informazioni possibili su di loro a livello individuale. Dopo tutto, l'unico modo per sperare di correggere i trigger è se li capisci abbastanza da desensibilizzare te stesso in primo luogo.

Identifica la risposta del tuo corpo

Ripensa all'ultima volta che ti sei sentito emotivamente innescato: come ti sei sentito? Forse è iniziato con il formicolio alle estremità, o tutto il corpo ha avvertito caldo o freddo prima che iniziassero le palpitazioni cardiache? Pensa a come ti sei sentito proprio mentre iniziavano i sentimenti innescati. Questo ti aiuterà a identificare quali sono i trigger in futuro. Se sei consapevole dei sentimenti distintivi del tuo corpo che precedono le emozioni innescate, puoi usarle come spunto per iniziare a calmarti o per rimuovere te stesso dalla situazione, per evitare che la stessa esploda del tutto. Queste risposte fisiche sono essenzialmente le vostre campane di avvertimento, che le cose si metteranno male se non si interviene in qualche modo. Ricorda che anche le reazioni più lievi, come un leggero cambiamento nel tuo modo di respirare, potrebbero essere una caratteristica distintiva di quando stai per esplodere, tanto quanto le reazioni più estreme, come alzare un pugno o prendere una postura offensiva per proteggerti. Tutti i sentimenti e le reazioni che hai provato quando sono stati attivati, devono essere identificati e registrati per riferimento futuro.

Identifica i tuoi pensieri

Dopo esserti concentrato sul tuo corpo, è il momento di rivolgere la tua attenzione alla tua mente. Inizia a considerare quali pensieri ti sono passati per la mente mentre reagivi in modo viscerale. Hai pensato a quello che l'altra persona ha detto o fatto? Hai pensato a un trauma passato? Sei stato immediatamente sottoposto a un flashback? Hai pensato a quanto fosse sbagliata quella persona per aver detto che è accettabile mangiare animali quando tu sei vegano con forti sentimenti riguardo ai diritti degli animali? O forse vi siete chiesti come qualcuno potrebbe essere così stolto da non riconoscere che la vostra religione è quella giusta. Non importa quali fossero i pensieri che ti passavano per la mente, rendilo un punto di partenza per identificarli. Possono offrire informazioni preziose di quali sono effettivamente i trigger. Spesso, questi pensieri hanno a che fare con la conservazione dell'ego, o cercano di preservare le vostre credenze oppure i valori dall'opposizione dell'altra persona.

Identificazione dei trigger

Ora che hai compreso le tue reazioni fisiche e mentali ai trigger, dovresti essere in grado di iniziare a individuare esattamente chi o cosa è responsabile di tale reazione. Come già detto, considera le tre principali cause dei fattori scatenanti: punti di vista opposti, traumi e protezione dell'ego. Molto probabilmente, la causa cadrà in una di queste tre categorie. Pensa e rifletti finché non raggiungi il cuore dei tuoi sentimenti e registra il fattore scatenante che scopri durante questo periodo di riflessione. Probabilmente sarete sorpresi di scoprire che si dispone di molti più trigger di quanto si potrebbe inizialmente pensare.

Identificazione delle circostanze alla base del trigger

Alcuni trigger richiedono determinati eventi o cose che accadono prima di essi. Potrebbe essere necessario essere in uno stato d'animo molto specifico affinché un trigger vi possa disturbare, o si può scoprire che si sono attivati solo quando si è affamati, sensibili, bisognosi di affetto, o qualsiasi altra ragione arbitraria. Per quanto irrazionali possano sembrare, ricordate che i sentimenti stessi non sono razionali, e va bene così. Se sono presenti prerequisiti per i trigger, è necessario comprenderli, così imparando cosa sono, sarete in grado di essere preparati a gestirli quando si verificheranno.

Per fare questo, è necessario pensare a ciò che si è verificato prima del trigger. Hai litigato con il tuo coniuge? Ti sentivi già ansioso a causa di una riunione importante per il lavoro? Quel giorno i vostri figli erano particolarmente difficili? Una volta capito ciò che tipicamente precede il momento in cui ti senti innescato, sarai più consapevole del tuo stato mentale e potrai ricordare a te stesso di calmarti per evitare di fare peggiorare la situazione prima che sia troppo tardi.

Identificare le esigenze non soddisfatte

Insieme con le tre cause precedentemente discusse di trigger emotivi, spesso, alcune esigenze non soddisfatte sono alla base della reazione. Ognuna di queste può essere assegnata alle tre categorie, e quando riesci ad identificare le esigenze che ti mancano quando diventi emotivamente volatile, puoi prendere le misure necessarie per assicurarti di soddisfare le esigenze stesse. Queste esigenze possono essere più difficili da identificare rispetto alla maggior parte delle altre categorie quando si tenta di identificare i trigger, ma possono fornire informazioni preziose. Dopo tutto, se sai che alla base dei tuoi fattori scatenanti c'è la necessità di sentirti accettato, sarai in grado di ricordarti che lo sei.

Di seguito è riportato un elenco di esempi di alcune delle esigenze più comuni. Pensate quali di queste possono farvi sentire insoddisfatti quando vi sentite innescati o emotivamente volatili.

- Sentirsi accettati da coloro che vi circondano

- Avere autonomia o la capacità di fare scelte nella tua vita

- Ricevere un'attenzione positiva dai propri cari

- Sentirsi amati

- Sentirsi sicuri nell'ambiente e nella relazione

- Sentirsi come se ti piace quello che stai facendo

- Avere una routine prevedibile che consente di soddisfare le esigenze fisiche

- Sentirsi rispettati e apprezzati

- Sentirsi rilassati o a proprio agio

- Sentirsi desiderati o necessari

- Sentirsi sicuri di fare le scelte giuste

- Sentirsi trattati in modo equo

- Sensazione di avere un senso di controllo sull'ambiente e la situazione.

Attività 1: Richiesta di inserimento nel diario

Durante il completamento di questa cartella di lavoro, si incontrano più dati da inserire nel diario. Questi dovrebbero essere presi in considerazione e completati nel modo più onesto possibile. Prenditi qualche momento per trovare un posto comodo per rilassarti e liberarti dalle distrazioni. Assicurati di avere tutto ciò di cui hai bisogno e di non essere interrotto. Il telefono dovrebbe essere silenziato, e si dovrebbe chiudere la porta e ricordare a tutti nella vostra casa di lasciarvi soli durante questo momento.

Trascorri alcuni minuti respirando profondamente e rilassandoti, cercando di alleviare qualsiasi tensione che potresti sentire e libera la tua mente, in modo che i tuoi sentimenti, prima dell'esercizio, non offuschino la tua mente. Considera il momento in cui ti sei sentito più innescato. Prenditi un minuto per rivivere l'evento nella tua mente, andando oltre i dettagli. Rispondere alle seguenti domande:

Cos'è successo quando sei stato attivato? Scrivi una breve descrizione delle circostanze.

Come ti sei sentito fisicamente? Scrivi esattamente come ti ricordi che il tuo corpo ha reagito

Cosa ne pensi della situazione in questo momento?

Cosa ha scatenato questa reazione?

Cos'era successo il giorno in cui sei stato attivato?

A quel tempo avevi dei bisogni non soddisfatti?

Cosa ne pensi dell'evento adesso?

Attività 2: Grafici di pensiero-sensazione-azione

Come avete imparato leggendo fino a questo punto, la CBT si concentra sul modo in cui i pensieri, i sentimenti e le azioni si influenzano a vicenda in un ciclo infinito. Questa attività identifica i pensieri, i sentimenti e le azioni dietro i tuoi trigger emotivi per approfondire la comprensione di ciò che li ha causati. Verranno completate tre iterazioni di questo ciclo: le iterazioni pre-attivate, attivate e post-attivate.

Dopo aver identificato questi pensieri, sentimenti e comportamenti, hai il compito di riflettere su quali fossero le conseguenze per l'attivazione. Hai rovinato una relazione? Perso un lavoro? Hai sconvolto qualcuno? Qualunque sia il risultato, scriverlo per riferimento futuro. Proprio come hai fatto con l'inserimento nel diario, assicurati di non avere nessuna distrazione presente mentre completi questa attività.

Pensieri appena prima di essere innescati

Sentimenti poco prima di essere innescati

Il comportamento appena prima di essere attivato

Pensieri scatenati

Sentimenti durante l'attivazione

Comportamenti attivati

Pensieri dopo essere stato innescato

Sentimenti dopo essere stati innescati

Comportamenti dopo l'attivazione

Ci sono state conseguenze per i tuoi comportamenti?

Cosa ne pensi di queste conseguenze?

Attività 3: Identificazione dei trigger di ansia comuni

I trigger possono essere difficili da individuare se non si è sicuri da dove iniziare. Vai oltre questo elenco di trigger comuni e rispondi alle seguenti domande. Quando sei in grado di identificare alcuni dei tuoi trigger, sarai in una posizione migliore per lavorare per sfidarli e ristrutturare il tuo pensiero per gestire la tua ansia. Questa attività scopre alcuni dei vostri trigger di ansia comune e poi analizza la vostra reazione a loro, per comprendere come innescano l'ansia in voi. Spesso, accettiamo semplicemente i nostri fattori scatenanti, senza capire perché innescano l'ansia, invece è importante capirlo se vogliamo sfidare e correggere questi trigger.

Elenco dei trigger di ansia comuni

Follia, Conflitto o Confronto, Imbarazzo, Finanze, Trauma, Violenza, Conflitto familiare, Interazioni sociali, Telefoni, Mancanza di accettazione, Errori passati, Altezze, Paura di fallire, Fare errori nel futuro, Morte, Provare nuove attività, Cambiamento, Lavoro, Incidenti, Guida, Altre persone, Animali, Insetti, Oscurità, Malattie, Essere intrappolati, Essere respinti, Sentirsi inutili o Stupidi, Amore perso.

Elenca i tre più grandi trigger di ansia per te.

Cose che ti causano ansia?

Quando è stata l'ultima volta che ti sei sentito scatenato da ognuno di questi?

Come fai attualmente a far fronte alla tua ansia per questi tre inneschi?

Quanto sono efficaci i vostri attuali meccanismi di coping?

Attività 4: Desensibilizzare te stesso ai tuoi trigger

In definitiva, reagisci in maniera volatile agli inneschi emotivi perché hanno colpito un nervo sensibile da qualche parte. Il trigger era qualcosa che ti dava fastidio così tanto che non potevi farne a meno di perdere il controllo. Perdere il controllo è qualcosa che molte persone temono, ed è stato stabilito più volte, che è qualcosa associato ad una mancanza di potere. Sentirsi fuori controllo è uno dei trigger più comuni per i sentimenti di ansia, il che significa che più sono attivati, più è probabile che si innescherà nuovamente in futuro, così come la vostra ansia continuerà a peggiorare nel tempo. Fortunatamente, ci sono modi per desensibilizzare te stesso dal tuo trigger per permetterti di riprendere il controllo. Questi metodi si concentreranno sulla restituzione del potere a te stesso, spegnendo la parte emotiva della tua mente che richiede controllo, e restituendo invece quell'autorità alla parte razionale del tuo cervello. Man mano che avrai sempre più controllo sui tuoi trigger e sulle reazioni ad essi, probabilmente scoprirai che si attiveranno meno spesso. Questo si tradurrà in un miglioramento generale dei sintomi di ansia nel suo complesso.

Ora, potreste pensare: "Wow, sembra perfetto! Come faccio a farlo? Purtroppo, il processo non sarà così facile come sembra. Ti verrà richiesto di esporti al tuo trigger, probabilmente ripetutamente, per desensibilizzare te stesso. Questo è più frequentemente fatto attraverso tecniche come la terapia di esposizione, che cerca di introdurre i trigger di ansia in un ambiente controllato nella speranza di migliorare la vostra reazione a detto trigger. Tenete a mente che la terapia di esposizione, a seconda dei trigger, non è sempre realizzabile da soli. In alcuni trigger, come quelli che coinvolgono due persone, o che coinvolgono la guida o altre attività pericolose, potrebbe non essere la migliore scelta tentare da soli, perché si può rischiare di ferire sé stessi o altri. Se hai un trigger che richiederà un intervento supplementare, non esitare a chiedere il supporto ad un amico, a un familiare o a trovare un terapeuta che ti aiuti a superare questo processo.

Ricordate che questo processo comporta emozioni forti e difficili, ed essere armati con metodi per calmare o lenire voi stessi, o persone di cui potete fidarvi per mantenervi calmi e radicati sarà particolarmente utile durante i vostri tentativi di desensibilizzare voi stessi. Le attività di questo passaggio avranno anche lo scopo di fornire metodi per aiutare a mantenere la calma e il controllo mentre si tenta questo processo. Ricordati di prenderti il tuo tempo e di non spingerti troppo oltre per evitare di rinunciare piuttosto che lavorare per liberarti. Non dimenticare di respirare mentre si passa attraverso i passaggi. Respiri profondi vi aiuteranno a rimanere calmi nel processo, e se si può rimanere calmi, si sarà in grado di controllare i sentimenti.

Capitolo 4. Gestire e superare stress, ansia, fobie, depressione, panico e problemi di salute mentale

C i sono giorni in cui ti svegli e sei super eccitato di vivere quel giorno. E poi hai quelle occasioni in cui ti svegli, e te ne penti immediatamente. Improvvisamente sembra che il sole sia troppo luminoso, il letto è troppo morbido, gli uccelli cinguettano troppo forte e le persone sono troppo felici. In questo tipo di scenario, il mondo si vede ingiusto e crudele, e preferiresti ritirarti ai confini del tuo piumino piuttosto che affrontare la vita là fuori.

Può sembrare un po' troppo drammatico, ma questa esperienza è la realtà per molte persone. Se stai leggendo questo libro, magari non rientri in questa categoria, ma alcune difficoltà elencate, ti suonano familiari. Quello che stai vivendo sono probabilmente una miriade di emozioni che ti colpiscono allo stesso tempo con un'intensità molto alta. È come essere colpiti da un treno, tranne che invece di avere lesioni fisiche, si è emotivamente malconci e sopraffatti. Il mondo in cui viviamo oggi peggiora ulteriormente le cose. La pressione per ottenere tanto in un tempo breve crea stress, che è sia tossico che dannoso per la vostra salute fisica e mentale.

Nessuno prende liberamente la decisione di vivere la propria vita in questo modo. Quindi, si può dire che le persone con cui ci interfacciamo e le esperienze che abbiamo avuto nella vita giocano un ruolo fondamentale nel plasmarci in chi siamo e cosa proviamo attualmente. Pensate alle emozioni come ai nostri meccanismi di difesa psicologica e mentale. Quando i nostri corpi sono infettati da un virus, i nostri meccanismi di difesa biologica si attivano creando anticorpi per combattere quei virus. Allo stesso modo, quando si ha un'esperienza negativa, le emozioni stimolano per aiutarvi a far fronte alla situazione. Se si viene attaccati, si ha paura, così la paura innesca il vostro istinto di sopravvivenza.

Quando sei stato violato o ferito ingiustamente, la rabbia si agita per aiutarti a difendere te stesso. Ma al di fuori della regolare risposta naturale alle situazioni di vita, se queste emozioni vengono attivate frequentemente, diventano un ambiente predefinito, e quando il tuo ambiente emotivo predefinito comprende emozioni negative, la tua mente diventa terreno fertile per emozioni più negative, che sono ancora più pericolose dell'emozione iniziale che ha generato l'intero processo in primo luogo. È come un collegamento a catena. La paura genera paranoia che genera diffidenza che a sua volta genera rabbia, e continua ad andare avanti. Questa catena di eventi ti porta su una spirale discendente che richiede un intervento esterno per essere corretta.

Quando arrivi a quel punto in cui ti sembra di sentire tutto, sei totalmente sopraffatto dalle emozioni. Se lasciato da solo, puoi diventare rapidamente estremamente tossico. Non disperare, c'è una soluzione. Ma prima di arrivare a quel consiglio, diamo un'occhiata ad alcune di queste emozioni negative e al loro impatto sulla nostra vita.

Rabbia

La rabbia è un'emozione che ha ricevuto una tonnellata di pressioni negative. Nel suo stato normale, è un'emozione che risponde a situazioni in cui si percepisce un torto. A volte, la rabbia è in risposta a qualcosa che è stato fatto a te e in altri casi, è in risposta a qualcosa fatto ad altre persone. L'errore in questione non deve essere una cosa fisica reale. Le parole hanno un modo di provocare rabbia. Forse le tue convinzioni sono state offese e possono istigare la rabbia in te.

Le persone rispondono alla rabbia in modi diversi. A causa della natura volatile della rabbia, alcune persone scelgono di interiorizzare la loro rabbia. Questo approccio è una misura temporanea, ma l'effetto a lungo termine potrebbe essere devastante quanto uno scoppio spontaneo di rabbia. La rabbia, se lasciata incustodita e non indirizzata, può cuocere a fuoco lento sotto la superficie, mascherando così la sua vera intensità fino a quando un piccolo e insignificante incidente innesca una violenta eruzione di emozione. Quando soccombi a queste violente compulsioni, finisci per ferire te stesso e coloro che ti circondano.

Quando le persone sono nel mezzo di queste esplosioni violente, vengono catturate da questa foschia che sembra privarle del controllo. È come se le porte delle loro emozioni fossero rotte e tutto si precipitasse in enormi onde enormi che spazzano via qualsiasi cosa e chiunque si trovi sulla loro scia. In quel caos, la persona che è arrabbiata non è in grado di distinguere tra amico o nemico, adulto o bambino e, in casi estremi, l'espressione violenta della rabbia potrebbe essere fisica. Ma proprio come questa foschia prende il sopravvento su una persona, poi si dissipa in pochi istanti. In sostanza, può lasciare una scia di dolore e colpa.

Le persone che si trovano alla fine di una foschia di rabbia non sono le sole a soffrirne. Coloro che esprimono attacchi di rabbia sono anche feriti dalle loro azioni e se ne vergognano. Questa vergogna scatena la colpa. E la colpa, a sua volta, innesca la rabbia, che ti lascia intrappolato in un circolo vizioso. Ogni volta che provi uno scoppio di rabbia, fai del male agli altri e ti senti ferito dal fatto che l'hai fatto. Di conseguenza, ti vergogni, il che ti riporta nuovamente alla rabbia e così via.

Detto questo la rabbia volatile non è l'unica forma di espressione. Alcune persone sono passive aggressive, alcune preferiscono chiudere completamente tutti fuori dalla loro vita quando sono arrabbiati, e poi ci sono persone che tendono a fare una combinazione di diverse forme di espressione della rabbia. Qualunque sia la categoria in cui rientri, c'è un modo per avere un controllo sulla tua rabbia.

L'obiettivo non è quello di smettere di essere arrabbiato. Non solo è impossibile, ma è anche malsano. Ricorda, la rabbia è come qualsiasi altra emozione che provi, il che significa che ha anche molti benefici. Ciò che speriamo di raggiungere alla fine del libro è portarti a un punto in cui puoi esprimere la tua rabbia in modo sano e positivo. Perché sì, è possibile essere arrabbiati, ricevere il messaggio che si desidera trasmettere e garantire comunque che tutti, incluso te, abbiano un'esperienza positiva da esso.

Ansia

Come la rabbia, l'ansia è una di quelle emozioni negative che in realtà agisce come un meccanismo di difesa per proteggerci. È una risposta biologica allo stress. Il concetto di stress è stato probabilmente reintrodotto nella società circa dieci anni fa, ma è qualcosa che è sempre stato presente per tutto il tempo in cui gli esseri umani sono esistiti. Se si effettuano confronti, la differenza principale tra epoche precedenti e ora è la fonte di stress. Ci sono numerosi fattori scatenanti di stress nel mondo in cui viviamo oggi, e a causa del modo in cui la società moderna è strutturata, così come i progressi che abbiamo fatto nei settori della tecnologia, questi stressanti sono proprio nelle nostre case. Questo probabilmente spiegherebbe perché lo stress è uno dei disturbi mentali più comuni nel mondo di oggi.

Gli stressanti potrebbero essere qualsiasi cosa, dal tuo lavoro, alla tua relazione, ai tuoi problemi di denaro o ad una vera minaccia di pericolo. L'ansia aiuta fondamentalmente a far fronte a situazioni stressanti, e non deve essere confuso con la paura, che attiva il tuo istinto di sopravvivenza in situazioni in cui senti che la tua persona è minacciata. Va bene sentirsi ansiosi di certe cose. Ti tiene vigile e ti aiuta a prepararti per qualsiasi cosa ti stia dando apprensione. Tuttavia, quando questi sentimenti di ansia sembrano paralizzarti e impedirti di intraprendere le tue normali attività di routine, hai virato in un disturbo d'ansia.

L'ansia è spesso radicata nella paura, e può iniziare a manifestarsi fin dalla prima infanzia. Un'altra causa di ansia può essere un'esperienza vissuta. Un brutto incidente che ha traumatizzato potrebbe far salire i tuoi livelli di ansia. Secondo i ricercatori, le persone che provengono da famiglie dove c'è una prevalenza di disturbi d'ansia, hanno un'alta probabilità di sviluppare essi stessi lo stesso disturbo a causa della componente genetica. Qualunque sia la fonte del disturbo d'ansia, può avere un forte impatto negativo sulla vostra esperienza di vita quotidiana.

Come la rabbia discussa in precedenza, l'ansia non è un'emozione che si desidera sradicare completamente. Mancanza di sentimenti ansiosi potrebbe portare a una situazione mentale ancora più pericolosa per voi, con forti implicazioni fisiche. Senza alcuna forma di ansia, è facile diventare spericolato e mostrare totale disprezzo per la vita. Senza ansia, è come se ti prenoteresti per saltare da un aereo a mezz'aria, senza prestare attenzione alle precauzioni di sicurezza.

L'obiettivo di questo libro non è quello di impedirti di sentirti ansioso. L'obiettivo è quello di arrivare al punto in cui si affrontano apertamente quelle paure nascoste, e così facendo, si è in grado di riprendere il controllo invece di lasciare che quelle paure ti controllino. Ad ogni passo che fate in questo programma, cambierete attivamente la vostra vita, da qualcuno la cui vita, e importanti decisioni di vita, sono state modellate dalle loro paure, a qualcuno che sta deliberatamente togliendo i limiti posti sulla propria vita. E qui possiamo assistere a una brillante trasformazione e l'unica cosa spaventosa è il potenziale che avete per condurre una vita grande e avventurosa che è dettata solo da voi.

Depressione

Ognuno sperimenta la depressione almeno una volta nella sua vita. L'espressione di essa varia da persona a persona, anche se ci sono sintomi classici e le circostanze che circondano la depressione sono un lungo cammino per determinare l'intensità e la durata di essa. La depressione avviene a causa di un'immensa tristezza. Questo non vuol dire che ogni volta che ti senti triste, ti deprimerai. La tristezza è il livello di base e in questa fase, ciò che si verifica è una reazione naturale a un evento che ha causato dolore o perdita. Svolge un ruolo attivo nel processo di guarigione dopo un'esperienza traumatica.

Ma quando la tristezza rimane troppo a lungo, l'esito è la depressione. La depressione si manifesta nelle persone in modo diverso. Alcune persone non sono in grado di eseguire anche il compito più basilare. Rimangono nei loro letti, incapaci di mangiare, bere o anche fare qualunque cosa. Essa li paralizza così tanto, che c'è una completa mancanza di interesse nella vita. La loro salute mentale è instabile a tal punto che perdono la volontà di vivere. Se lasciati incontrollati e incustoditi, potrebbero cedere al richiamo del suicidio, credendo che solo la morte sia la soluzione.

Per altri, la loro esperienza è esattamente l'opposto, sono in grado di portare avanti la vita con ogni senso di normalità. Infatti, potresti anche vederli ridere, scherzare e intrattenere la folla come in una vita normale. Ma sotto quella facciata felice c'è estrema tristezza e dolore. Usano la loro giovialità per mascherare il loro vero stato d'animo. Solo se si è molto attenti si riesce a intravedere la loro depressione. E anche allora, "scattano fuori" dalla loro vulnerabilità emotiva e riprendono la loro teatralità fino a quando non possono più sopportare il peso della loro depressione. Anche in questo caso, se lasciati incontrollati, la fine potrebbe essere altrettanto disastrosa come le persone del primo gruppo. L'unica differenza è che nessuno può veramente prevedere le loro azioni.

E poi ci sono persone che esibiscono un po' di entrambi. Un attimo prima sono estremamente felici, e un attimo dopo sono giù con una tristezza travolgente. Molti malati di depressione sperimentano l'ansia con sbalzi d'umore intervallati da momenti di scoppi di rabbia. Oltre all'effetto emotivo, anche la depressione lascia il segno fisicamente. Chi soffre è probabile che sperimenti mal di testa e mal di schiena oltre alla stanchezza. Si sentono esausti tutto il tempo, hanno difficoltà a dormire, a pensare e persino a parlare.

La depressione raggiunge il picco quando il malato inizia a contemplare il suicidio. A quel punto, è importante cercare aiuto immediatamente. Il passaggio dalla tristezza al punto di suicidio non avviene da un giorno all'altro, è un processo che si accumula lentamente senza che nemmeno il malato ne abbia consapevolezza. Come l'ansia, può essere ereditata, è bene cercare la storia della salute mentale della vostra famiglia. Con una migliore conoscenza, si è più in grado di combattere.

Pensieri negativi

Tutti noi abbiamo dialoghi interiori con noi stessi. I nostri pensieri e le nostre opinioni su eventi, persone e persino noi stessi sono argomenti di spicco di queste discussioni interne. Quando ti osservi allo specchio, non finisce lì solo con gli scorci di te stesso, la tua mente memorizza tali informazioni e poi le elabora. Dopo aver elaborato le informazioni, la tua mente collega eventi e cose in generale a queste informazioni. Per esempio, se il tuo jeans preferito prende un po' più di forma nell'indossarlo, la tua mente lo mette in relazione con quello che hai visto in precedenza nello specchio e ti dice che forse è necessario ridurre i cibi dolci perché si è aumentati di peso. A questo livello, il tuo ragionamento è perfettamente razionale ed entro i limiti normali.

Tuttavia, le cose iniziano a prendere una piega diversa quando la tua mente inizia a sottolineare eventi assurdi che non hanno nulla a che fare con l'immagine che ha visto, e i collegamenti sono di solito molto negativi. Per esempio, se entri in una stanza che brulica di conversazione prima del tuo ingresso e la tua mente ti nutre di pensieri che collegano il silenzio improvviso al tuo aumento di peso, questo è negativo. Forse hai subito una perdita o sei stato superato per una promozione, e inizi a pensare che sia perché sei troppo grasso, il tuo dialogo interiore ha preso una svolta molto negativa. Questi esempi sono solo campioni banali, ma suggeriscono come funzionano i pensieri negativi. Le situazioni intorno a voi vengono elaborate internamente e restituite a voi in un modo che vi demoralizza completamente.

Molte persone sono state spinte a intraprendere azioni che normalmente non avrebbero preso, dai loro pensieri negativi anche se incoerenti. Inizialmente, rifiuteresti le informazioni che ti vengono fornite, ma quando mediti continuamente su quei pensieri nel tempo, inizierai a credergli fino a quando non saranno quasi diventati una realtà per te. Nutrire pensieri negativi non solo colpisce la vostra psiche mentale, ma può anche distruggere le vostre relazioni. Questo perché quei pensieri negativi influenzano la vostra capacità di valutare oggettivamente le vostre relazioni. La tua reazione a questi pensieri potrebbe variare. Potrebbe metterti in uno stato perpetuo di rabbia, che può andare fuori controllo. Abbiamo già scritto ciò che la rabbia incontrollabile può causare. Può anche lasciare depresso e incapace di funzionare a livelli ottimali.

Nelle relazioni in cui c'è una completa assenza di fiducia, la causa principale è data di solito da pensieri negativi alimentati da eventi che sono stati fraintesi o irrisolti. È mentalmente faticoso rimanere concentrati sui pensieri negativi. È come una nuvola scura che cancella il sole, lasciandoti infelice e incapace di notare le cose che contano davvero. Tale è la natura dei pensieri negativi. Ma per quanto cupa sia questa prospettiva, è possibile riqualificarsi e pensare in termini più positivi. Con una pratica costante e uno sforzo deliberato, è possibile controllare il modo in cui si elaborano le informazioni e darvi un feedback positivo.

Utilizzo di CBT per gestire la tua ansia e depressione

Ora arriviamo all'argomento più importante. Come funziona la CBT per trattare l'ansia e la depressione? Sappiamo che la struttura della CBT si basa sul rapporto tra pensieri, emozioni e comportamenti, e sappiamo anche che controllare i nostri pensieri porterà anche a controllare il comportamento. Il primo passo della CBT è imparare la capacità di controllare la tua preoccupazione. Prendendo il controllo della vostra preoccupazione, la stessa non avrà l'opportunità di manifestarsi in ansia e depressione.

Stili di pensiero inutili

Per utilizzare efficacemente la CBT, è necessario comprendere i diversi tipi di distorsioni cognitive o altrimenti noti come 'stili di pensiero non utili'. Sapendo quali sono questi stili, si è in grado di identificare quando sta accadendo e utilizzare la CBT per cambiare quel pensiero o quella preoccupazione. Determinando se la vostra preoccupazione è giustificata o no, saremo in grado di controllare se quella preoccupazione porterà poi all'ansia.

Di seguito sono riportati i dodici tipi di distorsioni cognitive che è necessario imparare:

1. Pensare tutto o niente: Questo è altrimenti noto come 'pensiero in bianco e nero'. Si tende a vedere le cose in bianco o nero, o successo

o fallimento. Se la tua performance non è perfetta, la vedrai come un fallimento.

2. Sovrageneralizzazione: Vedi una singola situazione negativa come un modello che non finisce mai. Traete conclusioni su situazioni future basate su un singolo evento.

3. Filtro mentale: Scegli un singolo dettaglio indesiderabile e ti soffermi esclusivamente su di esso. La tua percezione della realtà diventa negativa sulla base di essa. Noti solo i tuoi fallimenti ma non guardi ai tuoi successi.

4. Squalificare il positivo: Sconti le tue esperienze positive o il tuo successo dicendo "non conta". Scontando tutte le tue esperienze positive, puoi mantenere una prospettiva negativa anche se è contraddetta nella tua vita quotidiana.

5. Saltare alle conclusioni: Fai un'ipotesi negativa anche quando non hai prove a sostegno. Ci sono due modi di saltare alle conclusioni:
A. Lettura della mente: Immagini di sapere già cosa pensano negativamente gli altri di te e quindi non ti preoccupi di chiedere.
B. Pronosticare gli eventi: Prevedi che le cose finiranno male e ti convinci che la tua previsione è un dato di fatto.

6. Ingrandimento/minimizzazione: Fai esplodere le cose in modo sproporzionato o riduci in modo improprio qualcosa per renderlo poco importante. Ad esempio, rafforzi i risultati di qualcun altro (ingrandimento) e scrolli di dosso i tuoi (minimizzazione).

7. Catastrofizzazione: Associ conseguenze terribili ed estreme al risultato di situazioni ed eventi. Ad esempio, se vieni rifiutato per una data, significa che sei solo per sempre, e fare un errore sul lavoro significa che verrai licenziato.

8. Ragionamento emotivo: Si parte dal presupposto che le vostre emozioni negative riflettono la realtà. Per esempio, "Lo sento così, quindi è vero."

9. Dichiarazioni "Dovrebbe": Ti motivi usando "dovrebbe" e "non dovrebbe" come se associassi una ricompensa o una punizione prima di fare qualsiasi cosa. Dal momento che associ ricompensa/punizione ai "dovresti" e "non dovresti" fare per te stesso, quando altre persone non la seguono, provi rabbia o frustrazione.

10. Etichettatura errata: questa è una generalizzazione eccessiva all'estremo. Invece di descrivere il tuo errore, associ automaticamente un'etichetta negativa a te stesso: "Sono un perdente". Lo fai anche con altri, se il comportamento è indesiderabile, si attacca "sono un perdente" anche a loro.

11. Personalizzazione: Ti assumi la responsabilità di qualcosa che non era colpa tua. Ti vedi come la causa di una situazione esterna.

12. Tutto in una volta, pregiudizio: Questo è quando si pensa che i rischi e le minacce sono proprio alla porta di casa, e sono pure in aumento. In questo caso, si tende a:
    A. Pensare che le situazioni negative si stanno evolvendo più velocemente di quanto si possano trovare soluzioni.
    B. Pensare che le situazioni si muovano così velocemente che ti senti sopraffatto.
    C. Pensare che non c'è tempo tra ora e la minaccia imminente.
    D. Rischi e minacce sembrano numerosi.

Comprendendo queste distorsioni cognitive e stili di pensiero inutili, si avrà l'opportunità di interrompere il processo e dire, per esempio, "Sto catastrofizzando di nuovo". Quando sei in grado di interrompere i tuoi stili di pensiero senza aiuto, sei in grado di riadattarlo a qualcosa che è più utile. Questa è una delle principali strategie all'interno della CBT.

Sfidare i tuoi stili di pensiero inutili

Una volta che sei in grado di identificare i tuoi stili di pensiero inutili, puoi iniziare a cercare di rimodellare quei pensieri in qualcosa di più realistico e di positivo. In questo capitolo, si classificano tutte le diverse distorsioni cognitive e quali domande dovresti porti per sviluppare pensieri diversi.

Tenete a mente che ci vuole un sacco di sforzo e dedizione per cambiare i nostri pensieri, quindi non bisogna sentirsi frustrati se non si riuscirà subito. Probabilmente avete avuto questi pensieri per un po', quindi non aspettatevi che cambierà tutto durante la notte.

Sovrastima della probabilità

Se scopri di avere pensieri su un possibile risultato negativo, ma stai notando che spesso sopravvaluti la probabilità, prova a farti le seguenti domande per rivalutare i tuoi pensieri.

- Sulla base della mia esperienza, qual è la probabilità che questo pensiero si avveri realisticamente?

- Quali sono gli altri possibili risultati di questa situazione? Il risultato a cui sto pensando ora è l'unico possibile? Il mio risultato temuto è il più alto possibile tra gli altri risultati?

- Ho mai sperimentato questo tipo di situazione prima d'ora? In caso affermativo, cos'è successo? Che cosa ho imparato da queste esperienze passate che potrebbe essermi utile ora?

- Se un amico o una persona cara avessero questi pensieri, cosa dovrei dire loro?

Catastrofizzazione

- Se la previsione di cui ho paura si fosse davvero avverata, quanto sarebbe grave?

- Se mi sento in imbarazzo, quanto durerà? Per quanto tempo gli altri se ne ricorderanno o ne parleranno? Quali sono le altre cose che potrebbero dire? È sicuro al 100% che parleranno solo di cose cattive?

- Mi sento a disagio in questo momento, ma è davvero un risultato orribile o insopportabile?

- Quali sono le altre alternative di come questa situazione potrebbe evolvere?

Lettura mentale

- È possibile che io sappia davvero quali sono i pensieri degli altri? Quali sono le altre cose a cui potrebbero pensare?

- Ho qualche prova a sostegno delle mie supposizioni?

- Nello scenario che la mia ipotesi sia vera, cosa c'è di così male su di essa?

Personalizzazione

- Quali altri elementi potrebbero avere un ruolo nella situazione? Potrebbe essere lo stress dell'altra persona, le scadenze o l'umore?

- Qualcuno deve sentirsi in colpa?

- Una conversazione è responsabilità di una sola persona?

- C'era una di queste circostanze fuori dal mio controllo?

Fare dichiarazioni

- Dovrei mantenere gli stessi standard per una persona cara o un amico?

- Ci sono eccezioni?

- Qualcun altro lo farà in modo diverso?

Pensare tutto o niente

- C'è una via di mezzo o una zona grigia che non sto prendendo in considerazione?

- Giudicherei un amico o una persona cara allo stesso modo?

- L'intera situazione era al 100% negativa? C'era qualche parte della situazione che ho gestito bene?

- Avere o mostrare un po' di ansia è una cosa così orribile?

Attenzione/Memoria selettiva

- Quali sono gli elementi positivi della situazione? Li sto ignorando?

- Una persona diversa vedrebbe questa situazione in modo diverso?

- Quali punti di forza ho? Li sto ignorando?

Credenze di base negative

- Ho qualche prova che supporti le mie convinzioni negative?

- Questo pensiero è vero in ogni situazione?

- Una persona cara o un amico sarebbero d'accordo con la mia opinione?

Una volta che senti di subire schemi di pensiero inutili, poniti le domande sopra per iniziare a cambiare i tuoi pensieri. Ricorda, la base fondamentale della CBT è l'idea che i tuoi pensieri influenzino le tue emozioni, che a loro volta influenzano il tuo comportamento. Catturando e cambiando i tuoi pensieri prima che sfumino, avrai anche il controllo delle tue emozioni e del tuo comportamento.

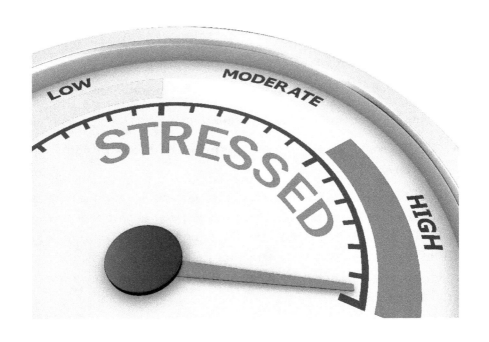

"È la pressione a *trasformare* il carbone in *diamanti.*

La pressione modifica le cose."

Lee Child

Capitolo 5. Come analizzare le persone, la manipolazione e la persuasione

Come analizzare coloro che ti circondano

La prossima cosa che dobbiamo fare è dare un'occhiata a come analizzare e leggere qualcuno intorno a te. Come un manipolatore, è probabile che tu voglia provare a leggere bene altre persone il più rapidamente possibile, e imparare a leggerle senza fare errori, sarà molto importante. Anche se potresti non essere bravo a farlo come un dottore in psicologia, puoi imparare comunque ad analizzare e leggere le altre persone che ti sono vicine. Il primo passo che puoi fare è conoscerti bene. Questo può essere difficile per molti perché devi davvero fermarti e imparare a capire chi sei come persona. Devi davvero prenderti il tempo per sapere quali sono i tuoi gusti e le tue antipatie. Una volta che sarai in grado di capire davvero bene te stesso, scoprirai che metà della battaglia, se non di più, è già vinta. Mentre tutti siamo un po' diversi, avremo comunque molte somiglianze, e conoscere un po' te stesso e riuscire ad analizzarti correttamente farà la differenza nel modo in cui sarai in grado di analizzare gli altri.

Per ordinare un po' le cose, dobbiamo guardare alla gerarchia dei bisogni emotivi umani. Secondo Abraham Maslow, bisogni e motivazioni hanno lo stesso significato e si strutturano in gradi, connessi in una gerarchia di prepotenza relativa; il passaggio ad uno stadio superiore può avvenire solo dopo la soddisfazione dei bisogni di grado inferiore.

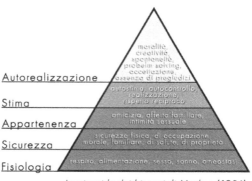

La piramide dei bisogni di Maslow (1954)

Una volta che hai avuto un po' di tempo per capire i bisogni di base che una persona ha, scoprirai che è molto più facile leggere quella persona. Devi imparare a prestare attenzione alla natura di quella persona. Siamo tutti uguali sotto alcuni aspetti, ma siamo anche molto diversi. Il che significa che dobbiamo prenderci un po' di tempo per imparare la natura della persona che stiamo analizzando, e capire come sono uguali a noi e come sono diversi.

Allora, come riusciremo a determinare la natura di qualcuno? Ci sono diversi modi per farlo. In primo luogo, prestare attenzione ad alcune delle cose che una persona ama fare. Quello che la persona fa nel suo tempo libero ci dice molto su di essa. Vedi quella persona che lavora e va a casa quando ha finito? Li vedi andare in chiesa, passare del tempo con gli amici, fare una lezione o qualcos'altro? Una volta che hai una buona idea di ciò che la persona ama fare nel loro tempo libero e in cosa è coinvolta, è il momento di dare un'occhiata ad alcune delle cose che la persona ama dire. Fai attenzione a quello di cui gli piace parlare, a quello che dicono e che tipo di conversazioni gli piace fare. Questo vi darà una buona idea di ciò che considerano importante. Forse passano del tempo a parlare delle ultime funzioni con cui aiutano in chiesa o sull'aiutare gli altri, o ancora sui loro figli. O magari l'obiettivo è quello di essere ricompensati o applauditi per il lavoro che fanno.

Il prossimo passo nella lista è osservare il linguaggio del corpo che usiamo. Il linguaggio del corpo è un buon modo per capire l'umore interiore della persona e puoi confrontare come il loro umore cambia da un giorno all'altro. Puoi vedere la loro posizione, il loro sorriso, quanto sono sicuri quando stanno in piedi, il loro contatto visivo e persino il loro tono di voce. Ricorda quello che stiamo cercando di base. Ci saranno momenti in cui l'obiettivo non si percepirà bene, ma se seguiamo e cerchiamo da tempo segnali del linguaggio del corpo, capiremo se sono generalmente ottimisti e di buon umore. Ci possono sempre essere variazioni nel linguaggio del corpo e nel loro umore interiore, ma mediamente, le informazioni ci diranno molto sulla persona. Mentre attraversiamo tutto questo, dobbiamo anche tener conto di alcune delle differenze culturali che ci possono essere. Se qualcuno sembra fare qualcosa che, per noi, è diverso, potrebbe essere dovuto al fatto che provengono da una cultura diversa. Quando si analizza qualcuno, è importante considerare anche da dove proviene. Quando si conoscono queste informazioni, saremo in grado di ottenere una linea di base migliore per capire ciò che è normale per loro, anche se non è quello che siamo abituati a vedere in altri.

E per finire, uno dei modi migliori per analizzare un'altra persona è quello di fare tante domande. Non basta prendere per buona la prima risposta che forniscono, è necessario scavare più a fondo per vedere se c'è ancora di più, per essere in grado di conoscere meglio quella persona. Spesso ci vorrà un po' per riuscire a raggiungere l'obiettivo di farli "aprire", questo può essere dovuto ad alcune insicurezze che si presentano e altre volte perché pensano che nessuno sia effettivamente interessato a sentire quello che hanno da dire.

Una volta scoperto che c'è in realtà qualcuno là fuori che vuole ascoltarli, qualcuno che è effettivamente interessato a loro, la storia cambierà un po'. Ponendo alcune domande per aiutarli ad aprirsi e sentirsi meglio, scoprirai che sarai in grado di raccogliere una grande quantità di informazioni su di essi. E spesso non si rendono conto del tipo di informazioni che stanno condividendo o di quante te ne stiano consegnando.

Nella manipolazione, è importante poter analizzare e leggere l'altra persona. Questo può sembrare un po' cattivo come processo, ma è il modo migliore per assicurarti di conoscere davvero l'obiettivo con cui vuoi lavorare. Questo richiede tempo, e talvolta saremo impazienti di iniziare, ma nel complesso, questa è una delle migliori tattiche per aiutarti a ottenere le cose giuste.

Come rilevare l'inganno intorno a te

L'inganno è un grosso problema che emerge quando abbiamo a che fare con un manipolatore oscuro. Molte persone che si affinano con la manipolazione oscura sapranno usare bene l'inganno per raggiungere i loro obiettivi. Poiché al manipolatore piace lavorare con l'inganno, è importante sapere come rilevare questo inganno. Rilevarlo è ancora un compito piuttosto difficile e il manipolatore oscuro vuole mantenerlo così. Non appena il bersaglio capirà che sta accadendo un inganno, se ne andrà e non vorrà avere più nulla a che fare con il manipolatore. Per questo motivo e poiché il manipolatore vuole assicurarsi di essere in grado di ottenere il massimo dal bersaglio, il manipolatore manterrà l'inganno il più nascosto possibile.

Nel corso degli anni, sono state fatte delle ricerche per capire se c'è uno spunto non verbale o verbale che ci aiuterà a capire l'inganno, ma i ricercatori hanno fallito. Per rilevare l'inganno bisogna fare affidamento su molti segnali diversi che avranno una forte variabilità di successo, dovuta a molte variabili che possono intervenire. Per aumentare le possibilità di catturare un bugiardo, i segnali non verbali e verbali devono essere identificati e confrontati con una base stabilita in un momento in cui sai che l'altra persona non aveva motivo di mentirti. Eventuali deviazioni che si verificano con la linea di base possono indicare un inganno, ma ciò non sarà sempre così. Il modo migliore per rilevare l'inganno sarà quello di confrontare le persone e ciò che dicono per confrontarlo con una serie di fatti noti. Se però incontri un manipolatore fin dall'inizio, è difficile seguire questo tipo di approccio. Invece di fare affidamento su questo, la maggior parte delle persone dovrà fare affidamento su segnali non verbali e verbali per aiutarli a vedere se l'inganno sta succedendo o meno.

Ci sono una serie di segnali non verbali e verbali che si possono cercare e che possono indicare qualche inganno. Questi possono essere:

1. Un bugiardo tenderà a rispondere a domande che non sono state poste.

2. Un bugiardo è più probabile che risponda a qualsiasi domanda che si pone, con un'altra domanda.

3. I bugiardi non vorranno fare autocorrezioni. Pensano che fare questo possa dare la percezione che possano dire cose sbagliate e che non sanno quello che stanno dicendo.

4. I bugiardi tendono a fingere un po' di perdita di memoria con cose come "Non ricordo" per ottenere quello che vogliono.

5. Il bugiardo riferirà ciò che non ha fatto, piuttosto che concentrarsi su ciò che ha effettivamente fatto.

6. Il bugiardo giustificherà le azioni che ha fatto, anche quando non c'è realmente bisogno di questa giustificazione.

7. Quando qualcuno sta mentendo è probabile che non includerà tutte le emozioni nel racconto che danno dell'evento.

8. I bugiardi aggiungeranno ulteriori dettagli, comprese le date e gli orari esatti per aiutare a dimostrare che non erano loro a fare l'azione.

9. È più probabile che il bugiardo faccia una domanda per la quale era stato chiesto un chiarimento.

10. I bugiardi cercheranno di esprimere alcune emozioni che non sono genuine. A seconda di quanto sono bravi, l'obiettivo può o non può credere a queste emozioni.

11. È più probabile che il bugiardo usi meno parole quando è il momento di descrivere un'attività o un evento.

12. Il bugiardo passerà un sacco di tempo sottolineando i difetti e le debolezze di un'altra persona.

13. I bugiardi includeranno meno dettagli quando è il momento di descrivere attività ed eventi.

14. Quando si parla di attività ed eventi, un bugiardo è probabile che usi un linguaggio passivo, piuttosto che attivo.

Il manipolatore proverà a ingannarti praticamente su tutto ciò che può. Se sono sicuri di riuscire a cavarsela e non te ne accorgerai, questa è la loro prima linea di attacco. Vogliono assicurarsi che escano da qualsiasi situazione e qualsiasi scenario, sembrando il migliore possibile. E qualsiasi metodo che possono usare per far sì che ciò accada, per loro andrà bene. Ciò significa che l'inganno potrà avere forme diverse. Potresti scoprire che la persona userà bugie per raccontare la sua storia. Possono omettere parti importanti della storia per far sì che l'obiettivo si comporti in un certo modo senza raccontare tutti i fatti. Possono usare certe parole che successivamente potranno negare di aver detto.

Qualsiasi forma di inganno sarà un gioco aperto quando si tratta del manipolatore. E ogni obiettivo deve essere consapevole che questo potrebbe essere usato contro di noi. Ci piace supporre che gli altri ci tratteranno bene e si prenderanno cura del nostro interesse, proprio come speriamo di fare per loro, ma in realtà, ci sono molti più ingannatori oscuri e psicologi oscuri là fuori di quanto potremmo immaginare, e sarebbero più che felici di prendere il controllo e ingannarci in qualsiasi occasione. Se si nota uno qualsiasi dei segni che sono elencati sopra, è necessario essere cauti. Questi sono grandi spunti verbali e non verbali che abbiamo bisogno di guardare da fuori per garantire che non stiamo per essere ingannati, e se ne noteremo più di uno, allora è sicuramente un allarme rosso a cui prestare attenzione. Tuttavia, ci potrebbero essere altri segni, e solo perché uno o due di questi si presentano, non significa che qualcuno stia mentendo. Questo è di nuovo un luogo dove la tua intuizione deve entrare in gioco, e ascoltarla può garantire che non ti farai del male e che un'altra persona, in questo caso un manipolatore, non verrà più ad approfittare di te.

Tecniche che si possono usare per ingannare gli altri

L'inganno è una parte che entra nella psicologia oscura. A differenza di molte altre opzioni di cui abbiamo parlato in questa guida, non incontrerai molti casi in cui l'inganno può essere visto come una cosa positiva, la maggior parte delle volte sarà una cosa negativa. Quando qualcuno sta cercando di ingannare un'altra persona, le intenzioni di solito saranno piuttosto cattive. È un ottimo strumento da usare quando si tratta di essere un manipolatore oscuro, ma devi ricordare che la maggior parte delle persone non sarà così felice se scopre che viene usato contro di loro.

L'inganno sarà una dichiarazione di qualche tipo di azione che sta per fuorviare, nascondere la verità della situazione, o promuoverà qualche tipo di idea, concetto, o un'altra convinzione che non è vera. Sarà fatto nella maggior parte dei casi da un manipolatore che sta cercando di guadagnare qualcosa per sé stesso, con poca considerazione su come potrebbe danneggiare l'altra persona. Ci sono un sacco di cose e tecniche diverse che possono presentarsi con l'inganno, e questa azione includerà un sacco di gioco di prestigio, propaganda, dissimulazione e occultamento, per citarne alcuni. Può includere anche malafede.

L'inganno sarà una grande trasgressione relazionale che porterà a sentimenti di tradimento e altri problemi di fiducia tra i due partner. Questo perché l'inganno è in grado di violare le regole relazionali in modo negativo, contro le aspettative dell'altro partner. Questo è vero indipendentemente dal tipo di relazione tra i due partner. Ad esempio, è comune aspettarsi che i nostri amici, i nostri colleghi, qualcuno con cui siamo romanticamente coinvolti siano sinceri con noi, proprio come saremmo sinceri con loro. Se le persone si aspettassero di entrare in una conversazione in cui l'altra persona non sarebbe sincera, scopriresti che comunicare con gli altri e parlare con loro richiederebbe una distrazione al fine di ottenere le informazioni necessarie.

Questo non è un buon modo per avere una relazione con un'altra persona. Volete assicurarvi che voi due siate sulla stessa frequenza, che sarete in grado di lavorare bene insieme e che vi potrete fidare l'uno dell'altro.

L'inganno, soprattutto quando si tratta di danneggiare l'altra persona nella relazione, può causare un sacco di problemi e se l'inganno è abbastanza brutto, causerà una spaccatura nel rapporto che si ha con l'altra persona.

L'inganno è qualcosa che la maggior parte delle persone eviterà, ed è spesso vista come una scelta eticamente sbagliata. Ma per qualcuno che userà la manipolazione oscura per ottenere ciò che vuole, questo inganno e gli strumenti che ne derivano, e anche i diversi metodi da usare, saranno perfetti per arrivare al loro scopo. Potrebbe non essere il modo più etico da usare ma, proprio come alcune delle altre opzioni di cui abbiamo già parlato in questa guida, potrebbe essere uno dei metodi più efficaci per aiutare a ottenere ciò che si desidera.

Le tipologie e le tecniche dell'inganno

La prossima cosa da analizzare sono i tipi di inganno con cui ci si può scontrare. Scoprirai che l'inganno può includere diversi tipi di omissioni e comunicazioni che hanno lo scopo di nascondere, distorcere o addirittura omettere l'intera verità. Questo viene fatto per aiutare a presentare la storia nel modo desiderato dal manipolatore e garantire che il bersaglio non capisca cosa sta succedendo. Può anche condurre il bersaglio a vedere le cose sotto una certa luce e li aiuta a scegliere il percorso che il manipolatore vuole, anche se questo non è il percorso giusto per il bersaglio.

Ci sono molti esempi che possiamo analizzare quando si tratta di inganno. Può essere qualcosa di simile a un'affermazione falsa per deviare il bersaglio dalla giusta traccia, oppure si potrebbero dare informazioni fuorvianti dove sono nascoste molte informazioni rilevanti. Questo porta l'obiettivo di questo inganno a trarre conclusioni errate, basate sulle informazioni false che all'inizio erano state volutamente fornite dal manipolatore.

Ad esempio, potresti aver sentito l'affermazione, o qualcosa di simile ad essa, in passato, che l'olio di girasole è benefico per la salute del tuo cervello perché ha alcuni acidi grassi omega-3 sani. Questo in realtà sarà un po' fuorviante. Questo porta l'obiettivo a pensare che l'olio di girasole sia in grado di favorire la salute del cervello più di altri tipi di alimenti.

E' fuorviante perché l'olio di girasole non ha un sacco di acidi grassi omega-3 in esso, e non è davvero così ottimo per la salute del vostro cervello. E' tecnicamente vero perché ha alcuni degli acidi grassi, e questi acidi grassi sono noti per essere davvero buoni per la salute del nostro cervello. Ma dal momento che l'olio di girasole ha basse quantità di questi, e ci sono altri composti nell'olio che possono effettivamente contrastare gli acidi grassi omega-3 e farti ammalare nel processo, questa è una forma di inganno. È impostato in modo da avere l'informazione di destinazione falsa.

L'inganno può anche essere la gestione intenzionale di messaggi non verbali e verbali, verso il bersaglio, in modo da far credere allo stesso quello che il manipolatore sa essere falso. Questo è fondamentalmente ciò che il manipolatore fa, assieme a tutte le altre tecniche che elenchiamo in questa guida, quindi dovresti già esserti fatto delle idee su come si usa. Un'altra cosa da analizzare è però l'intento. L'intento ci aiuterà a distinguere tra un errore che è stato fatto onestamente e l'inganno.

Ora che abbiamo avuto del tempo per esaminare tutto ciò e imparare qualcosa di più sull'inganno, è tempo di esaminare alcune delle forme più comuni di inganno. Come manipolatore, è probabile che trascorrerai del tempo a lavorare con tutti questi punti o, a seconda della situazione, potresti lavorare con più di uno di questi alla volta. Tutti questi sono utili a un manipolatore perché gli consentono di nascondere le informazioni al loro obiettivo, pur avendo il controllo dell'intera storia e di ciò che accadrà dopo. Le diverse forme di inganno che puoi cercare possono includere:

1. Bugie: Quando il manipolatore sta per dare informazioni per soddisfare le proprie esigenze, o distrarrà con informazioni che sono opposte, o almeno molto diverse, dalla verità.

2. Equivoci: Quando il manipolatore sta per fare dichiarazioni contraddittorie, ambigue e indirette per confondere il loro obiettivo.

3. Occultamenti: Quando il manipolatore sta per omettere informazioni che sono importanti, o almeno rilevanti, per il contesto dato.

4. Esagerazioni: Quando il manipolatore sta per cercare di allungare o sopravvalutare la verità in qualche modo per ottenere ciò che vuole.

5. Sottovalutazioni: Quando il manipolatore cercherà di minimizzare i diversi aspetti che derivano dalla verità, in modo che non sembri un affare così grande com'è.

6. Non veritiero: Questo è il momento in cui il manipolatore sta per fraintendere la verità di proposito in modo da confondere il bersaglio e farlo agire nel modo che lui vuole.

Spesso pensiamo di essere più bravi degli altri nell'inganno, magari più di quanto non lo siamo realmente. La maggior parte di noi, tuttavia, non fa questo tipo di inganno regolarmente, quindi non abbiamo la pratica, probabilmente non saremo bravi e daremo qualche tipo di informazione sull'inganno che stiamo tentando di fare, e se poi l'altra persona lo capirà, questo potrà causare alcuni problemi. Quando sei un manipolatore che sta cercando di lavorare con la psicologia oscura, scoprirai che devi lavorare sull'inganno regolarmente, e coloro che lo hanno fatto per un lungo periodo di tempo, sono in grado di ingannare senza che l'altra persona se ne accorga. A volte gli inganni che un manipolatore sta usando, saranno approfonditi e dureranno a lungo, scoprirai che è piuttosto sorprendente quanto questo possa durare.

Motivi

La prossima cosa a cui dobbiamo prestare attenzione sono alcuni dei motivi che derivano da questo tipo di inganno. Perché un manipolatore vorrebbe passare il tempo mentendo e usando altre forme di inganno per ottenere ciò che vuole? Secondo Buller e Burgoon, ci sono tre diverse categorie dell'inganno, e ognuna si baserà sulla propria teoria dell'inganno interpersonale per renderlo più semplice.

Le tre categorie utilizzate per la motivazione di qualcuno che usa l'inganno includono:

1. Strumentale: Questo significa che il manipolatore sta per utilizzare l'inganno in qualche forma per proteggere le proprie risorse o per evitare di essere scoperti e puniti per qualcosa che hanno fatto in passato.

2. Relazionale: Questo significa che il manipolatore usa l'inganno per mantenere i legami e le relazioni che ha con gli altri.

3. Identità: Questo è il momento in cui il manipolatore sceglierà di usare l'inganno per preservare il proprio volto o la propria immagine di sé nei confronti del bersaglio.

Naturalmente, possiamo aggiungere una quarta categoria quando parliamo di inganno e di come questo viene utilizzato nello scenario della psicologia oscura. Il manipolatore può facilmente usare l'inganno per aiutarsi con una delle tre categorie sopra, ma è anche probabile che lo stia usando per sviluppare potere su un'altra persona. Quando sono in grado di controllare l'obiettivo a loro beneficio, ottengono il potere e possono scrivere la storia come meglio credono per le loro esigenze. Questo potrebbe finire per danneggiare l'obiettivo nel processo, ma scoprirai che il manipolatore cambierà sempre le cose in modo da assicurarsi che possano vincere.

Il manipolatore deve stare attento a non far rilevare l'inganno da altri. L'inganno è generalmente visto come qualcosa che dovremmo evitare perché può danneggiare un'altra persona e può essere immorale nel processo. Ma per un manipolatore, scoprirai che questa sarà una delle tecniche che sono in grado di utilizzare per sfruttare le altre persone e per garantire che saranno in grado di ottenere le cose di cui hanno bisogno.

Tecniche di manipolazione

I manipolatori sono tutt'intorno a noi. Potrebbero essere i tuoi amici, vicini, capo, colleghi, o anche il vostro compagno di vita. Ma non è facile identificarli. Certo, vivono come personaggi e tratti della personalità che scompaiono, nessuno si muove con una targhetta di psicopatico o narcisista sulla fronte, ma possono trasformare la nostra vita in un inferno vivente. Possono usare chiunque come preda per nutrire la loro natura ansiosa. Questi sono vampiri psicologici mascherati, e l'unico motivo che hanno è quello di trovare una vittima per soddisfare la loro mentalità psicologicamente malata.

Non siamo destinati a diventare la prossima vittima del loro fascino, ma possiamo identificarli con diversi tratti e conoscendo le tecniche che usano per manipolare. Per i manipolatori, è gratificante imparare l'arte della manipolazione, e in realtà, anche noi possiamo ottenere il vantaggio di poter manipolare con le tecniche per controllare la mente degli altri. Comunque, è importante tracciare una linea etica per testare le proprie capacità.

È un dibattito diverso, qui condivideremo alcune tecniche molto comuni per manipolare le persone.

TECNICA A SPECCHIO:

Questa tecnica di manipolazione molto famosa comporta due passaggi:

Inizialmente, è necessario agire come un'immagine speculare della persona che si sta per manipolare, e nella seconda fase, il processo viene invertito. Il comportamento di coping è uno strumento di base per questa tecnica. Copia ogni qualità che noti nel tuo soggetto, dal linguaggio del corpo alla tonalità, e dai gesti del viso e della mano alle capacità di comunicare e comportarsi...basta fare tutto a modo loro e ti noteranno, e inizieranno a sentirsi più vicini e connessi con te. Questo sarà il momento giusto per attuare ulteriori metodi di manipolazione. La manipolazione richiede la completa fiducia del soggetto, in caso contrario, diventa davvero difficile manipolare chiunque. Rispecchiarsi è una tecnica lenta ma altamente efficace per avvicinarti al soggetto, e altre tecniche influenzeranno facilmente la mente del soggetto, ma non bisogna considerarla una sorta di magia da fare in pochi secondi o minuti, può essere prolungata in ore o giorni.

Avviso: eseguire il "rispecchio" con la massima attenzione possibile, altrimenti i tentativi potrebbero far insospettire il soggetto. E una volta persa la connessione, è quasi impossibile recuperare la posizione iniziale.

TECNICA DEL BOMBARDAMENTO D'AMORE:

Un proverbio molto famoso può spiegare questa tecnica... "molti baciano la mano che vogliono tagliare". Ma i bombardamenti d'amore non sono così semplici come questo proverbio, è una tecnica complessa e tipica di solito utilizzata dai narcisisti. I manipolatori la usano nelle prime fasi dell'interazione per mostrare affetto positivo, interesse e armonia con il soggetto. Essere estremamente gentile con la vittima genera un atteggiamento estremamente positivo all'interno del soggetto. Originariamente si imposta una trappola emotiva, per afferrare i sentimenti del soggetto facile da manipolare. Questa tecnica non è per tutti, ma è altamente applicabile per le persone che hanno una mancanza di amore e felicità nella loro vita e hanno sempre bisogno di ricevere l'attenzione e la cura in qualsiasi occasione.

Attenzione: è importante mantenere nascoste le tue intenzioni e obiettivi e non iniziare a manipolare il soggetto subito dopo un rapido bombardamento d'amore, ma dare loro un po' di tempo per abituarsi.

BUONA TECNICA DI ASCOLTO:

Bisogna capire i trucchi della manipolazione. Non si tratta solo di hackerare il cervello di qualcuno e fargli fare quello che vuoi. Si tratta di afferrare la fiducia e una migliore comprensione del soggetto. E per capire chiunque, è essenziale conoscerli. Il modo migliore per conoscere una persona è ascoltarla. Diventare un buon ascoltatore per il vostro soggetto stabilisce un'illusione di conforto e amicizia tra entrambi. Il soggetto inizia a fidarsi di voi e si sente rilassato nel discutere della sua routine quotidiana, delle questioni personali e professionali, e della sua vita sociale. La loro vita diventa un libro aperto per te. Le uniche cose che devi fare sono ascoltarli tranquillamente o semplicemente fingere come un buon ascoltatore. Non solo hai bisogno di ascoltare, ma per manipolarlo è anche necessario far capire che ti preoccupi per loro, ripetendo le informazioni discusse.

Avviso: Una buona tecnica di ascolto non è tutta una questione di ascoltare e poi replicare come un pappagallo, ma utilizzare la parte importante delle informazioni in base alle esigenze della situazione.

TECNICA DI CATTURA DELLA PERSONALITÀ:

La vita è un letto di rose per persone belle. Ma è una mezza verità, la bellezza attira gli occhi, ma il cuore risponde alla personalità. Ammirare la bellezza e la personalità è qualcosa nella natura umana. E usare saggiamente il carisma e il fascino della tua personalità sono i requisiti di abilità per la manipolazione. La bellezza conta, ma comunque, devi lavorare sulla tua personalità. Atteggiamento positivo con un linguaggio del corpo perfetto, gesto accessibile e accogliente e padronanza del potere delle parole, sono le armi per sviluppare la manipolazione. Sii sempre una persona sicura di sé e fai sentire bene le persone quando stanno con te. Ti aiuterà a vincere ogni tipologia di persona nella vita, personalmente e professionalmente.

Attenzione: Evita le azioni che ti faranno sembrare troppo sicuro, perché a nessuno piace una persona sfacciata, indipendentemente da quanto attraente, affascinante e personalità abbia.

TECNICA DI PAURA E SOLLIEVO:

È una tecnica documentata e altamente studiata per la manipolazione. Anche questa tecnica provoca tanta ansia e stress, ma comunque è estremamente adeguata. La tecnica della paura e del sollievo manipola le persone giocando con le loro emozioni. Si tratta di un semplice metodo a due passi:

1. In primo luogo impostare una paura per qualcosa nella mente del soggetto, per farlo sentire vulnerabile e non protetto.

2. Nella seconda parte, offrire al vostro soggetto una soluzione per fornire sollievo contro la loro paura.

Ma ciò che può spaventare una persona è la parte più stimolante di questa tecnica, senza esagerare e spaventare le persone con cose malvagie. È meglio cercare acutamente le loro paure e le situazioni e i sentimenti che possono spaventarle. Analizzare correttamente il soggetto rivela i loro terrori e le loro paure, nelle loro relazioni, carriera e obiettivi della vita.

Prudenza: Non si tratta solo di far temere il tuo soggetto, ma devi avere la soluzione per salvarli dalla loro costernazione.

TECNICA DI APPROCCIO COLPEVOLE:

Nessuno vuole diventare cattivo o desidera diventare colpevole. Quindi cercate di capire come far sentire le persone in colpa e utilizzare questa tecnica per il vostro intento. Si crea un effetto psicologico per obbligare e far sentire le persone colpevoli delle loro azioni o comportamento, utilizzando alcune frasi emotivamente orecchiabili e pizzicanti come "Non mi aspettavo questo tipo di gesto da te", o "Ti ho sempre aiutato in ogni situazione non importa quale fosse, mi hai deluso". Nessuno vuole rovinare la propria immagine, e alla fine il soggetto sembra soddisfare la tua richiesta. A questo punto, puoi impiantare la tua teoria nel loro subconscio e lasciarli muovere di conseguenza.

Attenzione: Bisogna stare molto attenti con questa tecnica, in caso contrario, si potrebbe essere sospettati di essere manipolatore di persone.

Tutte queste tecniche di manipolazione funzionano nella maggior parte dei casi, ma non è possibile ottenere gli stessi risultati ogni volta con la stessa tecnica, perché quando si tenta di manipolare una persona diversa, questa avrà qualità e difetti diversi. A volte succede in pochissimo tempo, a volte ci vuole un lungo ed estenuante periodo di attuazione dei trucchi.

Oltre a tutte queste tecniche, devi combinare anche il tuo look e le tue capacità di comunicazione verbale. E' fondamentale e necessario lavorare anche su: Comunicazione verbale - Aspetto - Perfetta manipolazione della personalità.

APPLICAZIONE DELLE TECNICHE DI MANIPOLAZIONE:

Tutti considerano la manipolazione come un pericolo reale. Abbiamo paura dei manipolatori e cerchiamo di identificarli per proteggerci. Ma, nostro malgrado, tutti noi siamo vittime di manipolazioni quasi ogni giorno. Siamo circondati da persone, gruppi e industrie che ci stanno manipolando 24h al giorno per 7gg a settimana per i loro interessi nascosti. La cosa sorprendente di questo tipo di manipolazione è che "non ci si lamenta di essere manipolati o di essere stupidi".

La manipolazione è ora convertita in arte. In questa era di tecnologia e scienza, sta diventando essenziale manipolare le persone per determinate ragioni. Queste ragioni a volte sono buone, ma il più delle volte no. Le applicazioni della manipolazione nel campo della psicologia e della medicina sono accettabili perché occasionalmente è essenziale manipolare un paziente malato di mente per il suo recupero e le sue cure.

Ecco altre applicazioni di manipolazione che osserviamo nella nostra vita quotidiana e di cui non ci siamo mai lamentati:

MARKETING E MANIPOLAZIONE:

Hai mai provato a cantare, ballare ed eseguire qualche tipo di acrobazie irreali mentre apri una lattina di una bibita???

O dopo aver mangiato una barretta di cioccolato, ti sei mai trasferito in un mondo incredibile dove tutto è fatto di cioccolato???

Ok, cambiamo la domanda...

Hai mai visto ragazze che ti attaccano subito dopo aver spruzzato un deodorante o uno spray per il corpo???

In realtà, non succede niente del genere... siamo d'accordo!?

Tutti queste sono tattiche di manipolazione per convincere o attirare verso quel particolare prodotto. Il marketing è una tecnica per aumentare il business e convertire gli spettatori in clienti per aumentare le vendite. Tutti questi trucchi di marketing non solo vendono un prodotto direttamente, ma in realtà manipolano la nostra mente con un'esperienza che ci piace, e mettiamo mano al portafoglio per acquistare e osservare lo stesso tipo di sensazione e trasformazione.

Ma purtroppo le cose non si svolgono mai come fanno vedere negli spot pubblicitari e film. Gli esperti di marketing non solo manipolano i clienti in modo fittizio come detto prima, ma considerano il marketing come amore o guerra in cui tutto è giusto. Usano la manipolazione, o si può chiamare lavaggio del cervello, per vendere i loro prodotti utilizzando alcune tecniche di manipolazione di marketing come pubblicità e strumenti di marketing.

- *COLLOCAZIONE DEL PRODOTTO*: Gli esperti di marketing inseriscono il loro prodotto in programmi televisivi, spettacoli e film per la promozione, e funziona. Si tratta di una potente strategia per correlare un prodotto con il vostro programma preferito o personalità.

- *PROMOZIONI*: La contrattazione è qualcosa che ci affascina. Gli esperti di marketing manipolano il prezzo dei prodotti e presentano un'offerta truffa. Aumentano i prezzi dei prodotti prima di una vendita e poi implementano segnali di sconto accattivanti e allettanti come 50% di sconto, acquista uno per ottenerne uno gratis, ecc.

- *EMOZIONI:* Siamo esseri emotivi, e gli esperti di marketing ottengono benefici manipolando le nostre emozioni. Creano una storia emotiva e sentimentale che amiamo vedere ancora e ancora, e cercano di relazionarci con essa costruendo sentimenti positivi con i marchi. I marketer manipolano anche con i sentimenti negativi, come paura e ansia, comunicando che le promozioni stanno finendo presto, scorte limitate, è un'offerta una tantum, ecc.

- *PARERI DELL'ESPERTO:* Tutti noi osserviamo una sorta di promozione di alcuni prodotti. In questi annunci, presentano medici o professionisti che promuovono prodotti con alcuni nomi seri che danno una sensazione di un istituto. Qualcuno di noi pensa mai alla sua credibilità? Ma inconsciamente iniziamo a seguire i loro consigli considerando il prodotto come affidabile e raccomandato dagli esperti.

- *PROVA SOCIALE:* A volte, i marketer utilizzano la stessa strategia di parere di esperti coinvolgendo persone comuni. Per lo più questa tecnica di promozione è la parte principale dello shopping online e delle promozioni. Le recensioni online sono efficaci per l'80% e ci fidiamo di queste recensioni per il nostro prossimo acquisto.

MEDIA E MANIPOLAZIONE:

C'è stato un tempo in cui le persone andavano alla ricerca di notizie sui media, ma ora la situazione è cambiata. Ora i media producono le notizie, non ci forniscono altro che distorsione e fabbricazione. È bello pensare ai media come un mezzo affidabile, ma questo non è vero. Hanno il potere di trasformare un tipo di informazione inutile e insensata in notizie di tendenza, utilizzando titoli accattivanti e titoli interessanti.

In poche parole, i media stanno modellando tutto ciò che sentiamo, guardiamo o leggiamo. I media hanno cambiato il loro mezzo da informativo a divertente, migliore è l'intrattenimento, maggiore sarà il profitto dei canali multimediali. In realtà, i media sono manipolazione per il nostro subconscio, ci fanno credere di rimanere in contatto con ciò che sta accadendo in tutto il mondo.

Alcune tecniche usate dai media per manipolarci sono:

- *CONOSCERE IL PUBBLICO:* avere informazioni complete sul soggetto è il primo passo della manipolazione. I media hanno tutte le informazioni su ogni singola persona grazie alla nostra moderna autocrazia. In parole semplici, purtroppo, il sistema ci conosce e fornisce una solida base alle agenzie di media per la manipolazione.

- *RICHIAMO EMOTIVO:* I media controllano i pensieri degli spettatori e li tengono lontani dal pensiero critico. I media fanno appello alle nostre emozioni e scatenano i sentimenti del pubblico.

- *GRADUALISMO:* I media creano consapevolezza lentamente e iniziano a preparare il pubblico per le "big news". Questo, in realtà, aiuta i media a manipolare il pubblico per accettare una situazione socialmente ingiusta. Questo gradualismo diluisce lentamente ma efficacemente la resistenza e l'agitazione da parte del pubblico per una particolare questione.

- *ADULTI O BAMBINI:* I media trattano i loro spettatori come bambini. Considerano il pubblico immaturo per gestire la realtà ed è per questo che usano modulazioni, azioni e personaggi zuccherati per generare una reazione conforme e sottomessa.

- *DISTRAZIONE:* I media manipolano le menti delle persone inondando le notizie su questioni banali e occupano completamente le loro menti. La ragione di questa strategia è quella di distogliere l'attenzione dell'opinione pubblica da questioni reali e impedire loro di mettere in discussione alcune questioni.

POLITICA E MANIPOLAZIONE:

Sai perché hai votato per un partito o un politico? Conoscete le loro politiche reali e la pianificazione per il miglioramento del paese? O si trattava solo di osservare le loro campagne, interviste televisive e sessioni dal vivo? La politica è falsa. Sì, è un gioco sporco in cui i politici manipolano i sentimenti, le emozioni e le opinioni del pubblico per il successo del loro partito e per governare il paese. Creano annunci politici per generare l'ideologia di aggrapparsi alle loro opinioni e programmi.

Le tecniche più potenti che questi politici usano per manipolare l'opinione pubblica sono:

- *RICHIESTA ESTERNA:* Creando nemici esterni, generano paura nel pubblico e lo manipolano per seguire le loro politiche estere, così possono affrontare in modo efficace le minacce esterne.

- *L'USO ECCESSIVO DI "PROTEGGI":* la parola "proteggi" genera una sorta di situazione sana e sicura per quanto riguarda qualsiasi cosa. I politici lo usano molto per dare l'idea che si prendono cura di noi. Ci manipolano dicendo, ancora e ancora, la stessa frase, tipo… dobbiamo proteggere X, dove X è qualsiasi cosa, dai diritti delle donne, ai diritti delle minoranze, alla religione, ai valori morali, ai diritti educativi e sociali.

- *DISONORARE L'AVVERSARIO:* La politica è una cosa davvero brutta. Disonorando l'avversario in politica, questi manipolatori politici ottengono molti benefici nascosti. La gente smette di preoccuparsi della politica, del manifesto e delle agende degli oppositori. E la sensazione di compassione per il rivale scompare. I politici diffondono voci negative e informazioni relative ai loro avversari, offuscano la vita personale dell'avversario e mettono in discussione la loro integrità e patriottismo, al fine di manipolare il pubblico per benefici personali.

SUGGERIMENTI PER PROTEGGERSI DALLA MANIPOLAZIONE

La manipolazione a volte fa male in profondità. Ecco perché è necessario comprendere le tecniche di manipolazione comunemente usate per salvaguardarci e non diventare burattini nelle mani di manipolatori. I manipolatori ci attaccano sottilmente, incolpano e ci interrogano. Ci fanno sentire in colpa, negano i fatti, creano una condizione di autocommiserazione per noi solo per i loro interessi e per soddisfare la loro mentalità malata. Ecco perché è importante imparare alcune tecniche psicologiche per superare la loro influenza e manipolazione.

Siamo qui a condividere tecniche psicologiche molto efficaci e potenti per trattare con i manipolatori e le loro armi. Cercate di sentire l'energia all'interno delle persone quando le incontrate per la prima volta e seguite il vostro istinto riguardo le persone intorno a voi. Se i manipolatori sono i vostri colleghi, il vostro capo, o anche alcuni parenti, è meglio evitare le interazioni e limitare le conversazioni con loro.

Per scoraggiarli dal giocare con le tue emozioni, è importante tenere un registro delle conversazioni fatte. I manipolatori sono molto bravi a distorcere le loro parole, modificare i fatti e nascondere la realtà. Ecco perché a volte ti incolpano di fare qualcosa di sbagliato, e potresti iniziare a crederci. So che suona un po' strano prendere appunti, ma avendo un registro di qualsiasi cosa che possono facilmente convertire in altri significati, vi aiuterà a non diventare una vittima del loro terribile schema di manipolazione.

Inizia a credere in te stesso e trattarti come la persona migliore che tu abbia mai incontrato. Non in termini di egoismo, ma in termini di rispetto di sé stessi. Questo vi arricchirà di fiducia ed energia positiva, e nessun altro sarà in grado di insultarvi. Vale la pena, per sé stessi, di sviluppare una mentalità forte e autocontrollata. I manipolatori sono sempre in cerca di un varco nel muro della personalità. Quel varco potrebbe essere il tuo cattivo stato d'animo. Non lasciare che scoprano le tue debolezze. Cerca di ripristinare i tuoi problemi e le tue debolezze da solo e non condividerle mai con gli altri. Sicuramente siamo i migliori amici di noi stessi e se hai bisogno di superare i tuoi difetti e le tue carenze, inizia subito a parlare da solo.

Medita spesso per mantenere la mente calma e controllata, è una tecnica altamente raccomandata. La meditazione ti mantiene rilassato e in contatto col tuo inconscio per darti la pace interiore della mente. La meditazione influisce anche sul tuo umore e ti incoraggia a sorridere e ad agire con gentilezza con gli altri. Evita l'attaccamento emotivo insolito con chiunque. Cerca di avere una piccola riserva in ogni rapporto che hai. So che sembra strano, ma ogni relazione ha bisogno di poco spazio. E il coinvolgimento emotivo irrealistico o illimitato con chiunque può facilmente trasformarti in una vittima di manipolazione.

I manipolatori cercano principalmente di diventare boss e iniziano a influenzare e sopprimere la tua personalità. Alzati e alza la voce di fronte ai manipolatori. Quando un manipolatore affronta qualsiasi tipo di opposizione o resistenza, la sua rabbia raggiunge l'apice. Quando sfidi un manipolatore e ti rifiuti di arrenderti, diventano frustrati e arrabbiati e in alcune situazioni, iniziano ad essere ansiosi e cominciano a dire abomini. Forse cercheranno anche di insultarti o umiliarti, devi essere calmo e forte, non devi mai capitolare. Dopo aver sperimentato il fallimento con voi, andranno avanti alla ricerca di nuove prede e vi lasceranno vivere una vita migliore.

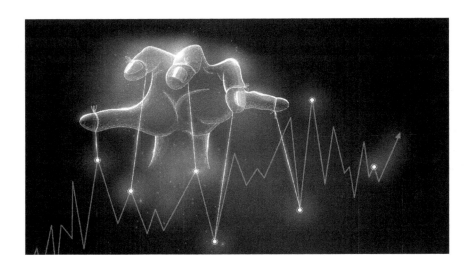

"Se qualcuno cerca di farti sentire inappropriato, non dargli retta, perché non fa altro che proiettare su di te quello che lui vede di sé stesso."

Angela Randisi

Capitolo 6. Come rompere i modelli di pensiero negativi

S barazzarsi del pensiero negativo e dell'ansia è più facile a dirsi che a farsi. È un dato di fatto, gli studi rivelano che anche se dici alle persone di evitare di pensare troppo a un argomento specifico, questo rende ancora più difficile estrarre il modello di pensiero dalle loro menti. Tuttavia, indulgere nel pensiero negativo e ricorrere ai pensieri più e più volte nella vostra testa, potrebbe essere controproducente e scomodo. In alcuni casi, potrebbe anche provocare depressione cronica.

La CBT può aiutare a evitare dal rimanere troppo sul pensiero negativo riorientando la mente su qualcosa di positivo. Attraverso una serie di sessioni di terapia, chiunque sia fortemente influenzato dal pensiero negativo può beneficiare di ricollegare il cervello. La maggior parte delle persone che sperimentano ansia o depressione causata dal pensiero negativo dovrebbe provare la CBT in modo che i problemi possono essere affrontati immediatamente. Gli studi suggeriscono che le persone depresse di solito non rispondono bene alle tecniche di auto-aiuto. Quindi, si consiglia di partecipare a sessioni di CBT per almeno sei settimane. Uno specialista di CBT può insegnarti alcune tecniche che potrebbero aiutarti a contrastare i modelli di pensiero negativi associati alla depressione.

Strategie di CBT comuni per aiutarti a gestire il pensiero negativo

Identificare il problema principale che causa il pensiero negativo

È importante individuare il problema e fare brainstorming per trovare eventuali soluzioni. Parlare con uno psicoterapeuta e tenere un diario potrebbe aiutare a scoprire la radice del pensiero negativo. Scrivi ogni idea che hai in mente. Pensa alle cose che ti danno fastidio e trova il modo di risolvere il problema. La disperazione è un marchio di depressione. Questa è la convinzione che nulla può essere migliorato. Fare un elenco di cose che puoi fare per migliorare la tua situazione attuale potrebbe aiutarti a ridurre la sensazione di disagio.

Ad esempio, se stai combattendo la depressione, ci sono molte cose che puoi fare, come adottare un animale domestico, iscriversi a un club locale in base al tuo interesse, offrirti volontario a un ente di beneficenza che ti interessa e molto altro ancora per evitare di affondare sempre più in essa.

Tieni un diario per aiutarti a combattere il pensiero negativo

Dopo aver determinato i trigger e i fattori aggravanti per la vostra depressione, il passo successivo è quello di essere vigili circa i cattivi pensieri che spesso si presentano per sopraffare quelli positivi. Nel tuo diario, prova a scrivere un'auto-dichiarazione per combattere ogni pensiero negativo. Prendete nota delle vostre auto-dichiarazioni e leggetele a voi stessi ogni volta che siete trascinati giù dai vostri pensieri negativi. Continuando ad andare avanti con questa disciplina, alla fine si svilupperanno nuove associazioni che sostituiranno il pensiero negativo con quello positivo.

Ricordate però che l'autoaffermazione non deve essere troppo lontano dai pensieri negativi, altrimenti la mente potrebbe non essere in grado di accettarla. Per esempio, quando il pensiero negativo è "Sono così triste oggi", non si dovrebbe cercare di combatterlo con "Sono davvero felice oggi", sarebbe solo una bugia completa. Una migliore autoaffermazione sarà: "Va bene essere tristi. Questa è solo un'emozione. Anche questo passerà. E domani sarà un giorno migliore". È salutare riconoscere la parte del nostro corpo e della mente che stanno cercando di aiutarci a far fronte alle emozioni negative.

Imparare ad accettare le delusioni

È fondamentale accettare la delusione come parte della nostra vita. Il modo in cui rispondiamo potrebbe influire sulla facilità con cui possiamo andare avanti. Un adolescente che sta attraversando una brutta rottura può incolpare cose banali come la semplice acne, pensando: "Non ha senso cercare di apparire bene, a nessuno piacerà". Un approccio migliore è quello di lasciare che si provi la delusione e ricordarsi che ci sono cose che sono al di fuori del nostro controllo. Concentrati invece sulle cose che puoi controllare. Prendi nota dei dettagli della tua situazione attuale, delle lezioni che hai imparato dall'esperienza e di ciò che potresti fare in modo diverso la prossima volta. Questo potrebbe aiutarti ad andare avanti ed essere più positivo sul tuo futuro.

Cercare nuove opportunità di pensiero positivo

Anche quelli che entrano in una stanza e pensano immediatamente di odiare i mobili possono probabilmente riordinare il cervello per trovare almeno tre cose nella stanza che gli piacciono. Una tecnica semplice è quella di impostare un promemoria telefonico almeno tre volte al giorno per ricollegare i pensieri e trovare un pensiero positivo. Se hai una famiglia o un amico che hanno bisogno di gestire il loro pensiero negativo, puoi scegliere di condividerlo con loro. In questo modo, il tuo team può condividere pensieri ed esperienze.

Riflessione serale

Puoi anche combattere il pensiero negativo riflettendo sulle parti migliori che accadono ogni giorno. Idealmente, puoi scrivere nel tuo diario le cose di cui sei grato. Tenendo sotto controllo i tuoi pensieri positivi, e anche condividendo questi pensieri con i tuoi cari, potresti aiutarti a sviluppare nuove associazioni nella tua mente per costruire nuovi percorsi. Con questa tecnica, puoi svegliarti al mattino sentendoti riposato e pronto a superare qualsiasi sfida della giornata.

Come la CBT può aiutarti a gestire il disturbo d'ansia

Se la tua vita è pesantemente influenzata da fobia invalidante, preoccupazioni implacabili, pensieri ossessivi o attacchi di panico, potresti soffrire di disturbo d'ansia. Attraverso la CBT, è possibile gestire i problemi di ansia sfruttando la mente per conquistare le vostre paure e prendere il controllo della vostra ansia. Prima di discutere ulteriormente della CBT e come può aiutare a ottenere sollievo dalle troppe preoccupazioni, cerchiamo di capire prima il disturbo d'ansia.

Che cos'è il Disturbo d'Ansia?

Anche se gli esseri umani hanno la tendenza naturale a sentirsi ansiosi, un individuo con un disturbo d'ansia potrebbe sperimentare livelli scomodi di ansia che di solito va oltre la ragione.

Ad esempio, un uomo medio può sentirsi preoccupato prima di andare a un colloquio di lavoro, ma una persona che ha un disturbo d'ansia può sentirsi preoccupata ogni volta che va al lavoro. Si ritiene che questa condizione non sia diagnosticata correttamente. Più spesso, coloro che soffrono di disturbo d'ansia non sono consapevoli di avere una malattia curabile.

Gli individui che stanno vivendo un disturbo d'ansia, soffrono anche di condizioni di salute mentali correlate alla depressione. Se non trattata, la condizione potrebbe portare all'autolesionismo e persino al suicidio.

I sintomi del disturbo d'ansia variano a seconda del tipo di malattia, ma la condizione è generalmente caratterizzata dall'incapacità di dormire bene, irritabilità, incapacità di messa a fuoco, un senso di pericolo imminente e sintomi fisici come palpitazioni cardiache, sudorazione o tensione muscolare. Quelli con disturbo d'ansia tendono anche a sperimentare sentimenti di impotenza e irrequietezza.

Il disturbo d'ansia è caratterizzato anche dall'incapacità della persona di svolgere le sue attività quotidiane. Coloro che soffrono di questa condizione spesso hanno ridotto la qualità della vita.

Forme specifiche di disturbo d'ansia sono inclusi nel Manuale diagnostico e statistico aggiornato dei disturbi mentali (DSMMD). Questo include disturbo ossessivo-compulsivo (OCD), disturbo d'ansia generalizzato, disturbo di panico, disturbo da stress post-traumatico, agorafobia (paura della piazza), disturbo dell'ansia sociale, e anche fobia semplice.

Il disturbo d'ansia sociale è il tipo più comune di disturbo d'ansia e i sintomi di solito si mostrano prima dei 20 anni. Le fobie comuni - come la paura degli scarafaggi - sono abbastanza tipiche, con più di 1 persona su 10 che soffre di una fobia specifica.

Per il trattamento del disturbo d'ansia, gli studi rivelano che la terapia è spesso una delle tecniche più efficaci. Questo perché la terapia - non simile alla maggior parte dei farmaci - può trattare oltre i sintomi del disturbo. La CBT può aiutarti a scoprire le cause più profonde delle tue paure e preoccupazioni, acquisire una nuova prospettiva sulle cose, imparare a essere calmo in mezzo agli attacchi di panico e costruire migliori capacità di problem-solving. La CBT può fornirti gli strumenti per aiutarti a gestire il tuo disturbo d'ansia.

Ci sono diverse forme di disturbo d'ansia, e la CBT può essere personalizzata in base a preoccupazioni specifiche e sintomi. Se si verificano attacchi di panico, ad esempio, il trattamento CBT sarà molto diverso rispetto a qualcuno che ha un disturbo ossessivo-compulsivo.

Inoltre, la durata del trattamento si baserà anche sulla forma e l'intensità del disturbo d'ansia. Tuttavia, la maggior parte delle tecniche di CBT per il disturbo d'ansia sono abbastanza a breve termine. Infatti, l'American Psychological Association prescrive solo da 8 a 10 sessioni di CBT per le persone che hanno disturbi d'ansia.

Molte forme di trattamenti sono utilizzate per il sollievo dal disturbo d'ansia. Tuttavia, le tecniche principali sono la CBT e altri trattamenti correlati come la terapia di esposizione. Ogni trattamento può essere utilizzato come terapia autonoma o come parte di un regime.

La ricerca rivela che la CBT è un approccio efficace nel trattamento del disturbo d'ansia generalizzato, disturbo d'ansia sociale, fobie e disturbo di panico tra le altre condizioni di salute mentale. La CBT può affrontare distorsioni e modelli negativi del modo in cui percepiamo il mondo e la nostra immagine.

Ricordate, il concetto fondamentale della CBT è che la nostra mentalità - non il nostro ambiente - può influenzare le nostre emozioni. Per dirla semplicemente, non è la nostra circostanza attuale che influirà su come ci sentiamo, ma come percepiamo la situazione. Ad esempio, supponiamo che tu sia stato selezionato per presentare una proposta di vendita a un cliente importante. Lavora su almeno tre diversi approcci nel pensare all'opportunità e a come i tuoi pensieri potrebbero influenzare il modo in cui ti senti.

Scenario: è necessario proporre un'importante presentazione delle vendite.

Pensiero n.1: L'opportunità è eccitante. Mi piace parlare con un cliente che ha davvero bisogno del nostro servizio.

Emozioni: Eccitato, Felice

Pensiero n.2: Le presentazioni non sono il mio forte. Preferirei rimanere in ufficio e preparare il rapporto per qualcun altro che sa, meglio di me, parlare di fronte alle persone.

Emozioni: Neutro

Pensiero n.3: Non so cosa dire. E se rovinassi la presentazione? Il mio capo mi odierà.

Emozioni: Preoccupato

Come si può notare, individui diversi potrebbero provare emozioni diverse dalla stessa situazione. Tutto questo può dipendere dalle credenze, dagli atteggiamenti e dalle aspettative di ogni persona. Per coloro che soffrono di disturbi d'ansia, il pensiero negativo potrebbe anche alimentare le emozioni negative di paura e ansia. L'obiettivo della CBT è quello di determinare e rettificare queste credenze e pensieri negativi. L'idea principale è che se si modifica il modo in cui si pensa, si può anche rimodellare le proprie emozioni.

La tecnica di CBT in 3 fasi per sfidare i tuoi pensieri

La ristrutturazione cognitiva - nota anche come sfida del pensiero - è un processo della CBT in cui è necessario sfidare i tuoi pensieri negativi che nutriranno solo la tua ansia, e sostituirli con pensieri più realistici e positivi. Questo processo prevede tre passaggi specifici:

Fase 1 - Identificare i vostri pensieri negativi

Le persone che soffrono di disturbo d'ansia percepiscono situazioni più dannose da come sono realmente. Ad esempio, per qualcuno che ha paura dei germi, stringere la mano è percepito come un'attività ad alto rischio. Anche se questo è spesso visto come una paura irrazionale, comprendere questi modelli di pensiero potrebbe essere una sfida. Un modo per lavorare è continuare a chiederti cosa stavi pensando quando hai cominciato a sentirti ansioso. Il vostro specialista di CBT può aiutarvi a completare questo passaggio.

Fase 2 - Sfida il Pensiero Negativo

Successivamente, il tuo specialista in CBT ti aiuterà a valutare efficacemente i tuoi pensieri che causano il tuo problema di ansia. Ciò può includere lo scrutinio della validità dei tuoi pensieri preoccupanti, la valutazione di credenze che non sono utili e la verifica della realtà delle previsioni negative. Gli approcci più comuni per sfidare il pensiero negativo, riguardano il pensare che ciò di cui ti preoccupi potrebbe non accadere realmente, confrontando i vantaggi e gli svantaggi dell'ansia, eseguendo esperimenti o evitando la causa principale della tua paura.

Fase 3 - Sostituire il pensiero negativo con il pensiero realistico

Dopo aver identificato con successo le distorsioni negative e le previsioni irrazionali legate ai tuoi pensieri negativi, il passo successivo è sostituirli con pensieri freschi che sono più positivi e realistici. Il tuo specialista in CBT può anche aiutarti a creare dichiarazioni più accurate e rilassanti che puoi ripetere a te stesso quando stai per sperimentare una situazione che di solito ti causa ansia.

Per comprendere meglio il meccanismo di sfidare i vostri pensieri negativi con la CBT, esaminiamo questo breve esempio:

Betty non vuole continuare a fare jogging perché è preoccupata di come appare quando corre, e pensa che tutti riderebbero di lei. Il suo specialista in CBT le ha chiesto di fare una lista dei suoi pensieri negativi, capire distorsioni cognitive, e lavorare con una dichiarazione più logica. Dai un'occhiata ai risultati:

Pensiero negativo n.1: E se mi vedono sciocca quando vado a fare jogging?

Distorsione negativa: pensare allo scenario peggiore.

Pensiero più realistico: Nessuno mi ha mai detto che sembro sciocca.

Pensiero negativo n.2: Se sembro sciocca, sarà terribile!

Distorsione negativa: ingrandire le cose in modo sproporzionato.

Pensiero più realistico: Sto facendo questo per la mia salute. Non è terribile.

Pensiero negativo n.3: La gente potrebbe ridere di me!

Distorsione negativa: saltare alle conclusioni.

Pensiero più realistico: l'opinione degli altri non è affare mio.

Certamente, può essere difficile sostituire i pensieri negativi con modi di pensare più realistici. Il più delle volte, i pensieri negativi hanno fatto parte della nostra personalità per un lungo periodo di tempo. Di solito ci vuole tempo e fatica per cambiare questa abitudine. Questo è il motivo per cui la CBT copre anche i passaggi che si possono fare a casa, come imparare a riconoscere se si è preoccupati e come ci si sente fisicamente, e imparare tecniche di rilassamento e abilità per combattere il panico e l'ansia.

Terapia dell'esposizione per disturbo d'ansia

Tendiamo ad evitare l'ansia perché è piuttosto sgradevole. Tra i modi più comuni in cui le persone fanno questo, c'è evitare le situazioni che li fanno sentire ansiosi.

Se ti senti ansioso di parlare in pubblico, potresti dire di no a un'importante presentazione che potrebbe portare alla tua promozione sul lavoro. A parte il fattore di disagio, il problema principale nell'evitare la paura è che potresti non avere mai l'opportunità di sfidarla. È un dato di fatto, allontanarsi dalle cose di cui hai paura non può che rafforzare la paura stessa.

Come suggerisce il nome, la terapia di esposizione è una forma di CBT che ti esporrà a determinati oggetti o situazioni di cui hai paura. Il concetto è che attraverso una serie di esposizioni, si può sentire un crescente senso di controllo su una situazione e, di conseguenza, la vostra ansia potrebbe diminuire.

Questo è spesso fatto in due modi. In primo luogo, si può affrontare questo nella vita reale. In secondo luogo, vi verrà chiesto dal vostro terapeuta di pensare a una situazione spaventosa. Questa forma di terapia potrebbe essere utilizzata come trattamento autonomo, o potrebbe essere fatto come parte di una sessione di CBT.

Desensibilizzazione sistematica

Affrontare la tua più grande paura a testa alta potrebbe essere un'esperienza traumatica, quindi la terapia dell'esposizione spesso inizia con uno scenario che è leggermente traumatizzante. Questo processo è noto come desensibilizzazione sistematica, che ti permetterà di affrontare gradualmente le tue paure, imparare le abilità per controllare il panico e costruire fiducia.

Date un'occhiata a una progressione di esempio qui sotto:

Come affrontare la paura delle altezze – Esposizione Bungee Jumping

Passo 1: Guarda le foto di luoghi popolari di bungee jumping.

Passo 2: Guarda un video di una persona che fa un bungee jumping.

Passo 3: Trova il punto di salto bungee più vicino nella tua zona.

Passo 4: Imparare a eseguire correttamente e in modo sicuro un bungee jumping.

Passo 5: Chiedi a qualcuno di accompagnarti.

Passo 6: Vai al punto in cui si eseguirà il bungee jumping.

Passo 7: Assicurarsi che gli ingranaggi di sicurezza siano in posizione.

Passo 8: Chiudi gli occhi e fai un respiro profondo.

Passo 9: Celebra il successo saltando.

Passo 10: Ripeti un'altra volta.

Ci sono tre parti nella desensibilizzazione sistematica:

1. Padroneggiare le capacità di rilassamento

Il tuo specialista di CBT ti insegnerà come rilassarti attraverso la respirazione profonda o il rilassamento muscolare progressivo (oppure documentati come fare). Puoi esercitarti a casa o durante la sessione. Quando inizi ad affrontare le tue paure, puoi usare questa strategia di rilassamento per diminuire la tua risposta di ansia fisica (iperventilazione o tremore) e permetterti di rilassarti.

2. Creare un elenco

Devi fare un elenco di almeno 10 situazioni spaventose che potrebbero aiutarti ad andare avanti verso il tuo obiettivo finale. Per esempio, se il vostro obiettivo finale è quello di superare la paura delle altezze, si potrebbe iniziare, come nell'esempio precedente, a guardare famosi punti in cui si effettuano salti di bungee jumping e finire col farlo effettivamente. Ogni passo deve essere specifico e possibile con obiettivi misurabili.

3. Lavorare attraverso i passaggi

E' necessario iniziare a lavorare sulla lista, da soli o tramite uno specialista di CBT. L'obiettivo è quello di rimanere in ogni scenario spaventoso fino a quando la vostra paura cala. Con questo, imparerai che i sentimenti non ti feriranno, e tenderanno ad andare via.

Ogni volta che l'ansia diventa troppo opprimente, puoi passare alla tecnica di rilassamento che hai imparato. Dopo essersi rilassati, potresti di nuovo concentrarti sulla situazione. Con questo metodo, è possibile lavorare attraverso ogni passo fino a quando è possibile completare l'elenco senza sentire i cattivi effetti dell'ansia.

Altre terapie consigliate per il disturbo d'ansia

Oltre alla CBT, potresti anche voler esplorare altre terapie consigliate che hanno lo scopo di fornire sollievo generale dallo stress e aiutarti a raggiungere un benessere emotivo.

Tecniche di rilassamento

Una volta eseguite regolarmente, le tecniche di rilassamento come la visualizzazione, la respirazione controllata, il rilassamento muscolare progressivo e la meditazione consapevole, potrebbero ridurre l'ansia e aumentare il rilassamento, nonché promuovere emozioni sane.

Esercizio

L'esercizio fisico è un alleviatore d'ansia naturale e sollievo dallo stress. Sulla base di studi, almeno 30 minuti di esercizio per 3-5 volte a settimana potrebbe portare notevoli risultati nell'alleviare l'ansia. Al fine di ottenere il massimo beneficio, cercare di elaborare almeno un'ora di esercizio aerobico nella maggior parte dei giorni della settimana.

Ipnosi

L'ipnosi è spesso utilizzata in combinazione con la CBT per il trattamento del disturbo d'ansia. Mentre sei in uno stato di profondo rilassamento, il tuo terapeuta può utilizzare varie tecniche terapeutiche per aiutarti ad affrontare le tue paure e anche ottenere una nuova prospettiva.

Biofeedback

Attraverso sensori che potrebbero misurare specifiche funzioni fisiologiche come la tensione muscolare, la respirazione e la frequenza cardiaca, il biofeedback potrebbe permetterti di imparare come puoi distinguere la risposta di ansia del tuo corpo e imparare modi per controllarli attraverso specifiche tecniche di rilassamento.

Capitolo 7. Tecniche e strumenti della CBT essenziali

L a CBT utilizza una varietà di tecniche cognitive e comportamentali e, per il tuo piano di trattamento, puoi prendere in considerazione la combinazione di un numero qualsiasi di esse. Molti degli strumenti introdotti in questo tipo di terapia possono aiutare a gestire le situazioni quotidiane. Questa sezione del libro illustrerà quindici diverse strategie comuni nella CBT. Tieni presente che questo non è, in alcun modo, un elenco esaustivo. Inoltre, rivedremo alcune di queste tecniche in seguito mentre approfondiremo ulteriormente il trattamento della CBT per la depressione, l'ansia e la bassa autostima.

Ci sono molti fogli di lavoro che puoi trovare online e scaricare gratuitamente durante questa fase del processo di CBT, molti dei quali hanno lo scopo di supportarti attraverso la tua crescita. Prendi in considerazione la ricerca di modelli e fogli di lavoro su registri di pensiero, scale di valutazione, elenchi di controllo di opinione e gerarchie di paura.

1. Scrivere un diario

Il diario è un modo per tenere traccia di pensieri, stati d'animo, emozioni e comportamenti, oltre a ciò che ti ha portato a queste esperienze. È un modo per raccogliere dati sui tuoi pensieri e sentimenti. Nel diario, è importante prendere nota della fonte della tua emozione o pensiero e dell'intensità di esso, nonché dell'ambiente o della situazione in cui ti trovavi in quel momento. Lo scopo del diario è aiutarti a identificare i modelli di pensiero disadattivi e a comprendere l'impatto che questi possono avere sul comportamento. L'obiettivo finale, ovviamente, è imparare a cambiare o adattare i modelli di pensiero per essere più positivi.

2. Svelare le distorsioni cognitive

La maggior parte di noi porta in giro la propria collezione di "distorsioni cognitive". Le distorsioni cognitive sono essenzialmente modi di pensare difettosi. Sono pensieri imprecisi nella nostra testa che tendono a rafforzare i modelli di pensiero negativi e ci forniscono una falsa realtà. Le distorsioni cognitive includono cattive abitudini come il pensiero in bianco e nero, saltare alle conclusioni, filtrare i pensieri positivi, concentrarsi sul negativo, usare sovrageneralizzazioni e situazioni di catastrofe. È un'abilità essenziale, nella CBT, quella di scoprire quali sono le distorsioni cognitive personali. Usando le tecniche della CBT, capirai in quale di queste cadrai più spesso in modo da poter imparare a smettere di farlo.

3. Ristrutturazione cognitiva

Dopo aver identificato alcuni dei pensieri automatici e delle visualizzazioni imprecise su cui ti sei basato, puoi iniziare a sfidarli. Scopri come sono nate queste distorsioni e perché ci credi ancora. Inoltre, pensa ai vantaggi e agli svantaggi di avere le opinioni che hai. Ad esempio, potresti credere che per essere considerato una persona di successo nella vita, devi avere un lavoro ben pagato, altrimenti potresti scoraggiarti e deprimerti. Invece di accettare questa convinzione errata che ti fa sentire triste, potresti provare qualche ristrutturazione cognitiva. Sfrutta l'opportunità per pensare a cosa significhi davvero essere una persona di successo.

4. Terapia dell'esposizione

La terapia di esposizione è una tecnica che viene utilizzata più frequentemente per coloro che soffrono di disturbo ossessivo-compulsivo (OCD), attacchi di panico e fobie. Puoi praticare questa tecnica esponendoti a qualsiasi cosa ti renda ansioso o spaventato, un po' alla volta. In generale, imparerai prima alcune tecniche di rilassamento e farai del tuo meglio per tenere i sintomi sotto controllo durante l'esposizione limitata. Il diario a volte è combinato con la terapia dell'esposizione in modo da poter registrare e capire come ti sei sentito durante l'esercizio e come hai gestito i sentimenti negativi che hai incontrato. La terapia dell'esposizione può avvenire in un ambiente controllato come una clinica, in casa o fuori nella comunità. Esamineremo la terapia dell'esposizione più nel dettaglio, quando esamineremo la CBT e il disturbo d'ansia.

5. Esposizione enterocettiva

L'esposizione enterocettiva è un'altra tecnica utilizzata per trattare il disturbo di panico e l'ansia. Si tratta di esposizione a sensazioni corporee temute per suscitare una risposta. Lo scopo è quello di sfidare i pensieri malsani e automatici che sono associati a queste sensazioni e gestirli in un ambiente controllato. Durante l'esposizione enterocettiva, gli individui imparano a mantenere la sensazione senza farsi prendere dal panico per capire che i sentimenti che stanno vivendo non sono pericolosi o pericolosi per la vita.

6. Riproduci il copione fino alla fine

Questa strategia prevede l'esame dello scenario peggiore in una determinata situazione. È particolarmente utile per coloro che hanno a che fare con la paura intensa e l'ansia. Questo esercizio è utile per aiutarti a determinare quali sono i risultati della paura sottostante. L'idea alla base di questa tecnica è quella di condurre un esperimento di pensiero o una "prova" nella tua mente. Hai deciso di immaginare il peggior risultato possibile per una situazione e poi lasciare che l'evento si svolga nella tua mente. In questo modo, si può imparare che non importa ciò che accade, le cose probabilmente andranno comunque bene.

7. Respirazione profonda

Anche se non è l'unica per la CBT, la respirazione calma è un'altra strategia che può essere utilizzata per rilassare il corpo e la mente. La respirazione profonda può essere un ottimo strumento per calmare i nervi durante un evento stressante. Per fare questo, inspirare attraverso il naso, fare una pausa per 2-3 secondi, quindi espirare lentamente di nuovo attraverso la bocca. Ripetere l'operazione per alcuni minuti. Concentrarsi sul tuo respiro aiuta a regolare e rallentare la respirazione, portandoti calma e pace. È anche utile per liberare la mente per aiutarti a pensare in modo più razionale.

8. Rilassamento muscolare progressivo (RMP)

Il rilassamento muscolare progressivo è una tecnica molto nota sia all'interno che all'esterno della terapia cognitiva comportamentale. Si tratta di tensione ripetitiva e rilassante di diversi gruppi muscolari, uno alla volta. Generalmente, alla fine del RMP, ci si ritrova in uno stato più rilassato, nel corpo e nella mente. Il RMP e la respirazione profonda saranno entrambi al centro dell'attenzione quando visiteremo la sezione sull'ansia.

9. Esperimenti comportamentali

Nella CBT, gli esperimenti comportamentali possono essere messi in atto per testare la validità dei vostri pensieri e credenze. Se ritieni che qualcosa sia vero, puoi decidere di verificare se lo è o meno eseguendo un esperimento comportamentale. Questo processo comporta l'impostazione di una situazione di test e il monitoraggio dei risultati. È possibile progettare test per raccogliere informazioni che possono dimostrare o confutare le vostre convinzioni, fondamentalmente testare l'ipotesi che i vostri pensieri possano essere imprecisi.

È possibile, ad esempio, utilizzare un sondaggio per raccogliere informazioni da altri utenti o eseguire un'azione specifica per vedere quali saranno i risultati. I risultati potrebbero non corrispondere a quanto presunto. Ad esempio, se hai difficoltà a condividere la tua opinione su persone sconosciute, potresti provare a condividerla e osservare il risultato. Hai turbato qualcuno coinvolto? Hanno respinto quello che avevi da dire? Ha fatto sì che la persona ti piacesse meno? Stai facendo qualche supposizione su questo? È possibile provare diversi approcci in diverse occasioni e vedere quali sono i risultati.

10. Gerarchie di esposizione alla situazione

L'esposizione alla situazione è una tecnica che è spesso raccomandata per quelli con disturbo ossessivo compulsivo. L'idea è quella di aggirare la situazione, l'evento o l'oggetto che normalmente provoca ansia e comportamento compulsivo, e astenersi dall'impegnarsi in quel comportamento. Questa strategia è spesso abbinata a tecniche di diario e di rilassamento. Quando pratichi questa tecnica, annoti tutto ciò che generalmente eviti in un elenco. Il prossimo passo sarebbe quello di classificare gli oggetti in ordine dal più basso al più alto impatto, creando essenzialmente una gerarchia. Inizierai con l'elemento più semplice nell'elenco e alla fine ti farai strada attraverso tutti gli elementi man mano che riesci a tenere sotto controllo l'ansia.

11. Esposizione basata sulle immagini

Simile all'esposizione alla situazione, l'esposizione basata sulle immagini è un'altra strategia della CBT che può essere utile per chi ha a che fare con il disturbo ossessivo compulsivo e l'ansia. Invece di essere direttamente esposto a una situazione o ad un evento che provoca sentimenti negativi, nell'esposizione basata su immagini, devi solo immaginare o ricordare un evento che ha causato queste emozioni. Mentre ricordi il recente evento negativo, sei diretto a ricordare i dettagli sensoriali, le emozioni che coincidono con l'evento e le risposte comportamentali che hai vissuto. L'aspettativa è che tu continui a visualizzare questi dettagli e ad esercitare le tue strategie di rilassamento fino a quando il tuo livello di ansia si riduce.

12. Prova cognitiva

La prova cognitiva è una strategia in cui ricordi una situazione problematica o un evento del tuo passato e lavori per trovare una soluzione per esso. Ti concentrerai sui dettagli dell'evento, sui modelli di pensiero negativo e sui comportamenti ad essi associati. Inizierai quindi a provare pensieri positivi nella tua mente, pensando a cose che potresti essere in grado di fare in modo diverso la prossima volta. In futuro, potrai anche cercare soluzioni a questo problema, che apporteranno modifiche positive ai processi di pensiero nel caso in cui l'evento si ripeta. Questa tecnica ti metterà in piedi per il successo futuro.

13. Test di validità

Il test di validità è una tecnica utilizzata per aiutarci a sfidare i nostri pensieri e credenze radicati. Si tratta di creare un elenco di esempi che sosterranno o convalideranno i pensieri che riteniamo veri. Creiamo la lista per difendere il nostro punto di vista e dimostrare che i nostri pensieri automatici sono corretti. In realtà, questa tecnica può aiutare a smascherare la falsità delle nostre idee. Quando non riusciamo a trovare prove per convalidare ciò che pensiamo e sentiamo, possiamo cominciare a dubitare dell'autenticità dei nostri pensieri. In questo modo, i pensieri negativi possono essere sostituiti con pensieri realistici e positivi, e possiamo iniziare a normalizzare i nostri pensieri, sentimenti ed emozioni.

14. Programmazione delle attività

La pianificazione delle attività è uno strumento efficace per alleviare i sintomi della depressione. È un esercizio che aiuta le persone a impegnarsi in comportamenti che altrimenti eviterebbero o ai quali non parteciperebbero con la stessa frequenza di una volta. Il primo passo è quello di identificare diversi comportamenti o attività che sono gratificanti e non si verificano così spesso come dovrebbe essere. Il prossimo è creare un programma di date e orari durante la settimana per impegnarsi nell'attività. Potresti fissare l'obiettivo di provare a pianificare di fare una piacevole attività ogni giorno. Non deve essere troppo complicato o richiedere tempo, solo qualcosa che ti fa stare bene anche per un po'. Fare attività che producono piacere ed emozioni positive nella tua vita quotidiana ti aiuterà a rendere il tuo pensiero meno negativo.

15. Scoperta guidata

La tecnica di scoperta guidata è un altro modo per aiutarti a conoscere e comprendere le tue distorsioni cognitive. È generalmente praticato in collaborazione con un terapeuta addestrato, in quanto il terapeuta può aiutarti e guidarti a comprendere i tuoi processi di pensiero. Il terapeuta ti farà domande sui tuoi pensieri, sentimenti e comportamenti per arrivare alla radice del problema. L'obiettivo della scoperta guidata è quello di aiutarti a imparare come modificare il modo in cui interpreti ed elabori le informazioni, e modificare il modo in cui guardi il mondo.

Così come quando si acquisiscono molte informazioni, è necessario che le stesse vengano ripetute diverse volte affinché si facciano nostre, anche qui, alcuni concetti sono volutamente ripetuti perché diventino parte integrante dei nostri pensieri.

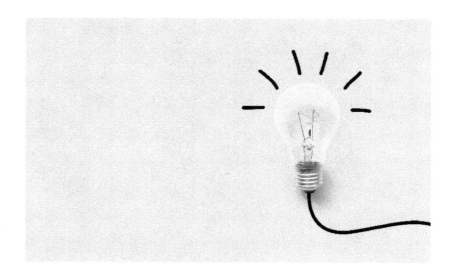

Capitolo 8. Aumentare l'autocoscienza emotiva

Il primo passo verso lo sviluppo di una maggiore intelligenza emotiva è aumentare la consapevolezza di sé, o la vostra comprensione dei propri sentimenti ed emozioni. Puoi regolare le tue emozioni per un risultato positivo in modo ottimale solo se sei in grado di identificare queste emozioni. Etichettare le emozioni e determinare le tue azioni in base a queste emozioni è fondamentale per il processo di sviluppo dell'intelligenza emotiva. Quando sei più consapevole dei tuoi sentimenti e delle tue emozioni, riconoscere le emozioni altrui diventa più semplice.

Ecco suggerimenti solidi e collaudati per aumentare la consapevolezza di sé e per iniziare il percorso dell'intelligenza emotiva:

Etichetta le tue emozioni

Etichetta e classifica le tue emozioni. So che questo fa sembrare che i tuoi sentimenti appartengano ad una biblioteca. Tuttavia, l'etichettatura, o dare nomi alle tue emozioni, rende più facile identificare e agire su di loro. Quando senti un'emozione che ti attraversa, cerca di identificarla rapidamente. È paura, insicurezza, gelosia, rabbia, euforia, depressione, sorpresa o una combinazione di queste emozioni?

Identifica i trigger che causano queste emozioni. Per esempio, una persona specifica può evocare gelosia in te perché pensi che abbia più successo di te.

Cosa ti fa provare certe emozioni? Quali sono i fattori scatenanti che ti fanno arrabbiare o ti fanno del male? Cosa ti rende felice o triste? Qual è la fonte di emozioni positive o distruttive? Etichettare i propri sentimenti e riconoscere gli stimoli per le varie emozioni aumenterà la vostra auto-consapevolezza emotiva.

Prendi carta e penna per elencare le tue emozioni quando sperimenti una sensazione avvincente. Menziona l'emozione precisa o la sensazione che stai provando. Accompagna questa etichetta emotiva con il trigger che l'ha causata. Cos'è che ti ha fatto sentire come stai? Quando riconosci un'emozione, è più facile gestirla.

Ad esempio, supponiamo che provi un profondo senso di disprezzo per delle persone senza una ragione specifica. Non ti piacciono e non li sopporti, ma stranamente non riesci a capire perché non ti piacciono. Dopo un esame più attento dei tuoi sentimenti, ti rendi conto che non ti piacciono perché sei invidioso di loro. Potresti credere che abbiano una vita meravigliosa, mentre a te le cose non vanno mai per il verso giusto. Inchiodando questa emozione come gelosia, puoi regolare le tue emozioni potenzialmente negative.

Una volta che riconosci l'emozione come gelosia irrazionale, la vedrai in modo più logico e comprensivo. Inizierai a pensare che non è davvero colpa di qualcuno se conducono una vita incredibile. In realtà, dovrebbero essere applauditi per aver lavorato sodo per i loro obiettivi. Ti renderai conto che nessuno ha una vita perfetta. Ognuno passa attraverso azioni, prove e tribolazioni per raggiungere il successo, che non è necessariamente visibile al mondo esterno. A volte, è solo il modo in cui percepiamo le cose e non la realtà. Così, una volta che sarai più consapevole delle tue emozioni, potrai lavorare con loro in modo più positivo.

Essere un esperto su sé stessi

Qual è la cosa che dovresti fare per apportare cambiamenti nei tuoi pensieri, azioni e comportamenti? La risposta è: consapevolezza di questi pensieri e delle azioni successive! Per apportare modifiche, dovresti sapere cosa devi migliorare.

Conoscere te stesso dentro e fuori è la chiave per essere più emotivamente consapevoli e esperti. Sapevi che gli atleti sono addestrati a identificare e superare i sentimenti prima di un'importante partita imminente? Questo si basa sulla premessa che se riesci a identificare e controllare con successo le tue emozioni, queste non influiranno sulla tua produttività. Torna indietro e pensa a tutti i casi recenti in cui hai lasciato che le emozioni avessero la meglio su di te e hanno influenzato la tua produttività.

Essendo consapevoli dei vostri punti di forza e di debolezza, è più facile raggiungere con fiducia i vostri obiettivi. C'è un margine minore di frustrazione, bassa produttività e delusione. La fiducia in sé stessi aumenta la tua assertività mentre esprimi i tuoi pensieri e le tue opinioni, che è importante per sviluppare abilità sociali.

Una volta che avrai una maggiore consapevolezza, raramente sarai governato dalle emozioni. Hai un vantaggio notevole, se sarai in grado di regolare le tue emozioni. Una persona emotivamente consapevole smette di essere vittima delle sue emozioni e usa queste emozioni in modo positivo per raggiungere un risultato desiderato.

Trascorrere del tempo a riconoscere le aree di sviluppo per rafforzarle

- Elenca tutti i tuoi punti di forza e di debolezza.

- Fai un test formale e psicologico di valutazione della personalità che ti aiuta a scoprire le tue abilità, limitazioni e valori.

- Ottieni feedback oggettivi dalle persone di cui ti fidi.

Un metodo che fa miracoli per aumentare la vostra auto-consapevolezza è, come già scritto, il diario. Scrivi in maniera fluida e coscienziosa i pensieri che stai provando e sperimentando mentre si verificano. Quali sono le emozioni che stai provando? Quali sono le reazioni fisiologiche ai tuoi sentimenti? Stai avendo un battito cardiaco più veloce, palmi delle mani sudate, ecc., come reazione fisica alle tue emozioni?

Le emozioni non sono sempre semplici. In realtà, sono complesse e molteplici. Ad esempio, potresti avere un'accesa discussione con il tuo partner e sentirti arrabbiato, ferito, sconvolto e vendicativo allo stesso tempo. Scrivi le emozioni esattamente come le stai sperimentando, anche se due emozioni sembrano contraddirsi a vicenda. Per esempio, se hai una borsa di studio per studiare all'estero, potresti essere euforico all'opportunità. Tuttavia, il pensiero di lasciare alle spalle il tuo partner può causare anche una sensazione di tristezza. Stai riconoscendo e convalidando le tue emozioni scrivendole.

Dexter Valles, CEO di Valmar International, suggerisce di portare con sé una lavagna divisa in due o tre parti, durante il giorno. Aggiungere sei o otto sentimenti alla lavagna e chiedere ai dipendenti di mettere un controllo sui sentimenti che provano in diversi momenti del giorno, per determinare quali emozioni hanno il numero massimo di segni di spunta.

Fai un elenco di ogni ruolo che svolgi nella tua vita quotidiana, come essere un genitore, un fratello, un volontario, un lavoratore e altro ancora. Quali sono le emozioni legate ad ogni ruolo? Ad esempio, potresti goderti il tuo ruolo di genitore, ma puoi anche essere un dipendente infelice. Esaminate attentamente ogni ruolo e le emozioni ad esso collegate.

Denominare le emozioni legate a ogni relazione ti aiuterà a gestire le emozioni stesse all'interno di quella relazione in modo più efficiente. Ti darà maggiore controllo della tua reazione emotiva per quanto riguarda il ruolo specifico.

Effettuare un check-in frequente

Fai un check-in frequente con le tue emozioni e con te stesso per sapere se hai bisogno di qualcosa. Fai un check-in mentale delle tue emozioni periodicamente per capire come ti senti in momenti diversi durante il giorno. E' una sorta di, "Ciao, mente, come ti senti? Cosa posso fare per farti sentire meglio?".

Esaminare l'origine di questi sentimenti specifici. Ti senti triste e sgonfio perché il tuo capo ti ha detto qualcosa? Ti senti arrabbiato e ferito perché hai combattuto con il tuo partner? Stai sperimentando alcuni sintomi fisiologici come risultato di queste emozioni o sentimenti? Queste emozioni influiscono sul linguaggio del tuo corpo, sulla postura, sui gesti e sulle espressioni? Queste emozioni sono evidenti o visibili agli altri? Sei più trasparente quando si tratta di esprimere le tue emozioni? Le vostre decisioni sono determinate principalmente dalle emozioni?

Se vuoi essere una persona più emotivamente equilibrata, riconnettiti con le tue emozioni primarie, riconoscile, accettale e usale per prendere decisioni migliori.

Utilizzare la terza persona

La ricerca nel campo dell'etichettatura delle nostre emozioni ha indicato che quando ci allontaniamo dalle nostre emozioni, o le vediamo più oggettivamente, otteniamo una maggiore consapevolezza. La prossima volta che senti il bisogno di dire: "Sono deluso", prova a dire: "Andrea è deluso".

Se questo sembra troppo assurdo, prova a dire: "Attualmente sto provando tristezza" o "Uno dei miei sentimenti al momento è la tristezza".

Queste sono tecniche attraverso le quali ti stai allontanando dalle emozioni sopraffatte per rimanere naturalmente composto. In pratica stai trattando le tue emozioni come un'altra informazione piuttosto che essere sopraffatto da loro.

Ogni volta che vi trovate a sperimentare la voglia di reagire a una situazione, prendetevi un momento per nominarla. Quindi nominatela in terza persona per prenderne la giusta distanza.

Le emozioni non sempre hanno bisogno di essere riparate

Non è sempre necessario identificare le emozioni con l'intenzione di fissarle. L'autoconsapevolezza non riguarda il fissaggio delle emozioni. Si tratta di riconoscere queste emozioni e lasciarle passare piuttosto che permettere loro di avere la meglio su di te. La società ci ha condizionato a pensare che certe emozioni siano brutte. Crediamo erroneamente che vivere queste emozioni ci renda una persona cattiva.

Lungi da ciò, le emozioni non sono buone o cattive. Sono proprio questo, le emozioni. Non è necessario allontanare le emozioni apparentemente cattive. Riconosci che stai provando un'emozione dicendo qualcosa del tipo: "Sto provando la gelosia". Pratica la respirazione profonda per un po' fino a quando l'emozione non passa. Invece di allontanare l'emozione e nel processo, fare aumentare la sua intensità per tornare ancora più forte, riconoscila delicatamente e lascia che sia, finché non passa.

Servono circa sei secondi al corpo per assorbire sostanze chimiche che possono alterare le tue emozioni. Dai tempo al tuo corpo.

Spesso condividiamo un rapporto ostile con le nostre emozioni. Si ritiene che siano qualcosa di negativo e che dovrebbero essere combattute o soppresse. Tuttavia, le emozioni sono informazioni che ci aiutano a funzionare nella nostra vita quotidiana. Supera la mentalità che le emozioni sono buone o cattive, e concentrati invece sull'usarle per darti potere. Invece di lasciare che le emozioni prendano il controllo di te, usa le informazioni emotive per lavorare con loro.

Le emozioni sono ormoni neurali che vengono rilasciati come risposta diretta alle nostre percezioni riguardanti il mondo. Ci indirizzano verso un'azione specifica. Tutte le emozioni hanno un messaggio e un obiettivo distinti, il che significa che non ne esiste una buona o cattiva.

Per esempio, la paura ci aiuta a concentrarci su un pericolo imminente e a intraprendere le azioni necessarie per difenderci. Allo stesso modo, la tristezza ci fa sperimentare un senso di perdita e facilita una migliore comprensione di ciò che ci interessa veramente.

Se ti allontani dal tuo migliore amico e diventi triste, questo significa che ti preoccupi veramente di lui così tanto che hai sperimentato la tristezza. Si tratta di informazioni preziose. Quindi, la tristezza non è una cattiva emozione. Può essere utilizzata per identificare ciò che ti interessa.

Se usi le emozioni come informazioni per riconoscere i sentimenti, queste possono essere incanalate positivamente. La regola numero uno per sviluppare una maggiore intelligenza emotiva è smettere di giudicare e frenare le tue emozioni.

Allenati a identificare le emozioni basate su reazioni fisiologiche.

Le nostre emozioni hanno spesso manifestazioni fisiche. Ad esempio, potresti sentirti ansioso prima di un colloquio di lavoro o di una presentazione importante. Si prova la sensazione di avere "farfalle nello stomaco" prima di rivolgersi a un pubblico sul palco. Senti il tuo cuore martellare di eccitazione quando si sta per andare ad un appuntamento con qualcuno che hai immaginato per lungo tempo? Il nervosismo ci lascia con i palmi delle mani sudati e i muscoli rigidi.

Mentre queste sono solo alcune delle reazioni fisiologiche che sperimentiamo con le nostre emozioni, la ricerca ha dimostrato che una varietà di emozioni sono fortemente associate con la stimolazione di alcune parti del corpo.

I modelli regolari di sensazioni fisiche sono legati a ognuna delle sei emozioni fondamentali, tra cui paura, felicità, rabbia, tristezza, disgusto e sorpresa. Le emozioni umane si sovrappongono discretamente alle sensazioni fisiologiche. Ad esempio, le sensazioni degli arti inferiori sono associate alla tristezza. Allo stesso modo, le sensazioni dell'arto superiore aumentato sono collegate alla rabbia. Una forte sensazione di disgusto genera sensazioni all'interno della gola e del sistema digestivo. Paura e sorpresa generano sensazioni al petto.

Identificare modelli ricorrenti

Questa può essere una delle parti più efficaci di conoscere sé stessi. Le neuroscienze ti aiuteranno a capire il processo in modo più efficace. I nostri cervelli hanno una tendenza intrinseca a seguire percorsi neurali stabiliti piuttosto che crearne di nuovi. Questo non significa necessariamente che i modelli stabiliti ci stanno servendo positivamente o che non possono essere alterati.

Per esempio, quando una persona si arrabbia, può imbottigliare la sua emozione piuttosto che esprimerla. Questo è diventato un modello emotivo della persona ed è profondamente incorporato nella mente. Tuttavia, la consapevolezza di questo modello può aiutare la persona a tracciare un altro corso d'azione, in cui la persona pratica di rispondere invece di reagire semplicemente all'emozione. Tuttavia, il primo passaggio per la creazione di grafici di un nuovo modello consiste nell'identificare un modello.

Riconoscere l'accumulo di emozioni prima che qualcosa improvvisamente si inneschi. Questi trigger hanno un modello prevedibile. Se sei già frustrato, è più probabile che vedi una situazione in una luce più negativa. Allo stesso modo, se siete sopraffatti dalla paura, è più probabile interpretare uno stimolo come una minaccia. È quindi importante essere consapevoli di questi pregiudizi e di come possono influenzare le nostre emozioni creando un modello prevedibile. Più diventi efficiente nel riconoscere i tuoi pregiudizi, minori sono le possibilità di interpretare erroneamente uno stimolo.

Lavora con ciò che sai sulle emozioni

Le emozioni sono dati importanti che ti aiutano a misurare le cose da una prospettiva più chiara e obiettiva. Non sopprimere, ignorare, combattere o sentirti sopraffatto dalle tue emozioni. Invece, dovresti costruire una preziosa libreria di esperienze con loro. Lo scopo della consapevolezza emotiva è quello di concentrare la nostra attenzione su queste emozioni e usarle positivamente per creare il risultato desiderato.

Tratta le tue emozioni come dati che si basano sulla tua visione del mondo, o come una guida su come agire. Quando ti apri a questi dati, goditi l'accesso a un'enorme risorsa di emozioni che possono essere utilizzate per guidare le tue azioni nella giusta direzione. Saprai esattamente come arrivare ovunque si voglia andare se hai un percorso emotivo chiaro. Pertanto, dovresti riconoscere le tue emozioni come dati e lavorare con loro invece di cercare di batterle.

Inizia notando attentamente come ti senti in questo momento. Osservare le emozioni senza giudicarle o tentare di risolverle. Impara semplicemente a notare le tue emozioni.

Siate ricettivi al feedback e alle critiche costruttive

Uno dei modi migliori per sviluppare una maggiore consapevolezza delle tue emozioni è essere più aperti al feedback e alle critiche degli altri. Per esempio, un amico può dirti che ogni volta che parla dei suoi risultati, percepisce il tuo senso di invidia o antipatia verso di lui. Questo può aiutarti a sintonizzarti con le tue emozioni e i trigger emotivi in modo più efficace.

Le persone emotivamente intelligenti sono aperte a ricevere feedback, e considerano sempre il punto di vista dell'altra persona. Potresti non essere necessariamente d'accordo con loro, ma ascoltare le critiche e i feedback di altre persone ti aiuta a lavorare sui tuoi punti ciechi. Questo può aiutarti a riconoscere i tuoi pensieri, i trigger e i tuoi modelli comportamentali.

Capitolo 9. Impostazione degli obiettivi di terapia

L a CBT è un approccio focalizzato sul futuro, che si basa sulla definizione degli obiettivi e sulla focalizzazione di come migliorarlo. A differenza di altre forme di terapia che si basano molto su come parlare e guarire il passato, la CBT si concentra sul momento presente e su come è possibile regolare i processi di pensiero per migliorare le esperienze future. Per essere in grado di farlo con successo bisogna avere un obiettivo in mente. Stabilire obiettivi ti garantisce di avere qualcosa a cui tendere, ma deve essere sia misurabile che realizzabile. Idealmente, questi obiettivi devono essere significativi, così da essere realmente perseguiti al fine di assicurarsi che si avverino.

C'è un modo molto specifico in cui gli obiettivi ti sosterranno con la CBT, devi essere abbastanza specifico nella tua impostazione dell'obiettivo. In questo capitolo, esploreremo come è possibile impostare obiettivi raggiungibili per sé stessi in modo che la terapia possa essere sia efficace che efficiente. Assicurati di avere il tempo necessario per questa pratica in quanto è altrettanto vitale per il vostro successo come qualsiasi altro passo in questo libro. Identificare il tuo obiettivo ti aiuterà a determinare quale deve essere la tua linea d'azione per sostenere il tuo successo. Questo capitolo ti guiderà attraverso il processo di impostazione degli obiettivi perfetti per la tua terapia in modo da poter andare avanti nel tuo viaggio di guarigione con chiarezza e direzione.

Identifica il tuo obiettivo

La prima cosa che devi fare quando si tratta di impostare il tuo obiettivo per la CBT è identificare esattamente ciò che vuoi raggiungere. Un modo semplice per iniziare è semplicemente chiedersi: "Qual è il mio obiettivo generale?". Questo vi darà un'idea di ciò che si desidera raggiungere e che cosa esattamente sta cercando di allontanarci da essa. Mantenendo le cose semplici e rimanendo concentrati sui risultati, si assicurerà che la vostra terapia sarà efficiente e di successo.

Mentre stabilisci il tuo obiettivo, concentrati sulla realizzazione di uno che sia positivo e lungimirante. Ricorda, ogni volta che tenti di allontanarti da qualcosa come un pensiero, lo attiri di più nella tua vita perché il tuo cervello controllerà regolarmente per vedere come stai. Se si desidera abbandonare un determinato comportamento, è necessario scegliere un obiettivo positivo incentrato sulla soluzione piuttosto che un obiettivo negativo incentrato sul problema. Ad esempio, non vuoi che il tuo obiettivo sia "smettere di sentirti così ansioso" perché questo si concentra sul tentativo di allontanarti da qualcosa che non desideri più. Invece, vuoi che il tuo obiettivo dica "iniziare a sentirti più tranquillo e sicuro" poiché questo si concentra su una soluzione positiva che guarisce i tuoi problemi con l'ansia, senza avere una tale enfasi sull'ansia stessa.

Bisogna inoltre assicurarsi che gli obiettivi che si stanno impostando siano "SMART". Gli obiettivi SMART sono altamente raggiungibili perché includono tutti i componenti necessari per creare un obiettivo forte e chiaro, che abbia risultati misurabili. Per impostare un obiettivo SMART, è necessario assicurarsi che abbia le seguenti qualità:

Specifico

È importante che tu sia molto specifico nell'obiettivo che stai impostando quando si tratta di stabilire obiettivi per te stesso. È necessario sapere esattamente a cosa si sta lavorando per sapere cosa è necessario fare per arrivarci. Essere specifici assicura che non si sta guidando senza meta alla ricerca di una destinazione che non è mai stata effettivamente specificata. Immagina di guidare per la tua città cercando di trovare la casa del tuo amico quando non ti aveva ancora dato l'indirizzo. Sarebbe frustrante, giusto? Invece, sarebbe molto più semplice se si dispone dell'indirizzo e di una mappa che vi mostra come arrivarci. Lo stesso vale per i vostri obiettivi. Quando si è specifici sulla destinazione, stabilire il piano per arrivarci diventa molto più semplice.

Un esempio di un obiettivo specifico quando si tratta della CBT sarebbe "sentirsi sicuri in situazioni che coinvolgono la mia famiglia". Se tu fossi qualcuno che si sente intensamente ansioso intorno alla sua famiglia, questo vuol dire che si desidera sentirsi più sicuri intorno a loro, in modo che si può smettere di sperimentare l'ansia. Inoltre, in modo positivo, sei orientato alla soluzione che ti mantiene concentrato su ciò che vuoi rispetto a ciò che non vuoi.

Misurabile

Rendere il tuo obiettivo misurabile ti assicura di poter fare passi considerevoli verso il tuo obiettivo e avere una chiara comprensione se o meno si stanno ottenendo i risultati che desideri.

Nell'obiettivo di cui sopra, la qualità misurabile era la sensazione di "fiducia". Se provi ansia per la tua famiglia e desideri sentirti sicuro, allora sai che devi prestare attenzione a quanto ti senti sicuro ogni volta che li hai vicino. Se ti senti meno ansioso, ma non ancora sicuro, sai che devi regolare il tuo approccio o intraprendere azioni più grandi nel raggiungere i risultati desiderati.

Raggiungibile

È importante che tu non pensi al tuo obiettivo con un processo di pensiero negativo, del tipo, tutto o niente. Non devi fissare un obiettivo che ti richieda di cambiare completamente la tua personalità e diventare una persona completamente diversa. Invece, devi scegliere un obiettivo che è veramente raggiungibile, in modo da non sentirsi come se fossimo costantemente a caccia di qualcosa che non troveremo mai sulla nostra strada. Sii ragionevole con te stesso e le tue aspettative ed evita di cercare di impostare i tuoi standard troppo alti. Questo non significa che non devi aspettarti di più da te stesso, ma significa che non dovresti aspettarti qualcosa di irragionevole.

Stabilire obiettivi irraggiungibili è comune per le persone che hanno frequenti processi di pensiero negativo. I pensieri subconsci che circondano questo processo di pensiero sono: "se ho fissato l'obiettivo così in alto, non posso raggiungerlo e quindi posso continuare a sentirmi male con me stesso". Questo ti potrà sembrare strano, in parte perché lo è, ma anche perché potresti non voler credere che il tuo cervello vorrebbe sabotarti. La verità è che il tuo cervello non vuole affatto sabotarti, ciò che sta cercando di fare è proteggerti mantenendo le tue convinzioni fondamentali rinforzate con prove. Il processo di abbattimento delle convinzioni fondamentali può essere emotivamente frustrante a volte, in quanto richiede di cambiare le tue convinzioni su ciò che è "giusto", in modo da poter vedere le cose per quello che sono. Nel tentativo di evitarti di sopportare questo, e di salvare la sua stessa energia, il tuo cervello cerca di sabotarti per mantenere tutto "normale".

Rilevante

Gli obiettivi che scegli dovrebbero essere sempre in linea con il problema che stai cercando di superare. Nel definire gli obiettivi per la CBT, bisogna assicurarsi di scegliere quelli che riflettono direttamente il motivo per cui avete cercato queste informazioni. Dopo aver acquistato questo libro, qual era il pensiero che avevi? Che cosa speravi di cambiare o superare? Questo pensiero probabilmente riflette le sfide che si stanno affrontando attualmente. Pertanto, deve essere considerato quando si impostano i vostri obiettivi. Mantenere i tuoi obiettivi concentrati su qualcosa che è rilevante è importante, in quanto assicura che ciò su cui sei concentrato sia veramente importante per te.

Se non sei sicuro di cosa signifchi veramente per te in questo momento e quale parte dei tuoi pensieri debba essere indirizzata, torna al registro delle tue riflessioni. Considera qual è il modello più importante per te e inizia da lì, poiché questo è probabilmente quello che fa scaturire tutto il resto. Iniziare dalle fondamenta di ciò che deve essere adattato, è il modo migliore per assicurarti di avere l'impatto migliore quando si tratta di cambiare davvero la tua vita con la CBT.

Tempestiva

Infine, l'obiettivo che si sceglie ufficialmente deve essere un obiettivo tempestivo a cui si è effettivamente in grado di lavorare per raggiungerlo in questo momento. Non devi provare a cambiare qualcosa quando non sei attualmente in una posizione per farlo. Fortunatamente, la maggior parte dei cambiamenti di pensiero provengono dall'interno, quindi quasi sempre funzioneranno con i tuoi tempi. Tuttavia, a volte potresti scoprire che non è il momento migliore per lavorare su un certo schema, quindi potresti scegliere di iniziare da qualche altra parte. Ad esempio, se stai cercando di superare l'ansia nei confronti della tua famiglia, ma al momento c'è qualcuno che è malato, potresti causare più stress tra te e i tuoi parenti, quindi potrebbe essere una buona idea aspettare che le cose si siano prima sistemate.

In alternativa, è possibile impostare un intervallo di tempo più ragionevole per sé stessi quando si tratta di considerare quanto successo si desidera avere raggiunto in un tempo specifico. Piuttosto che aspettarti di raggiungere il tuo obiettivo in tre mesi, per esempio, potresti dartene sei. Sii onesto con te stesso e concentrati sull'adattamento delle cose che puoi veramente affrontare in questo momento della tua vita, in modo che tu non ti stia preparando per il fallimento cercando di scalare una montagna prima di essere pronto.

Identificare il punto di partenza

Ora che hai un obiettivo SMART in atto, è tempo di iniziare a mappare il tuo percorso verso il successo! La prima cosa che devi fare è identificare il tuo punto di partenza. Per determinare il tuo punto di partenza, devi valutare onestamente dove ti trovi nella tua vita rispetto a questo obiettivo attuale. Un esempio possiamo farlo espandendo l'obiettivo precedente. Se vuoi sentirti più sicuro nella tua famiglia, ma al momento provi ansia paralizzante ogni volta che pensi di chiamarli, devi essere sincero. Piuttosto che determinare che il tuo punto di partenza includerà essere nelle loro case, in piedi, mentre ti difendi da tutte le loro osservazioni, stabilisci come punto di partenza parlare semplicemente al telefono con loro. Questo è più ragionevole e realizzabile e rispetta dove ti trovi nella tua vita in questo momento.

Se non sei del tutto sicuro di quale potrebbe essere il tuo punto di partenza, prendi in considerazione la possibilità di inserire nel diario dove ti trovi in questo momento. Fai l'inventario di tutto ciò che succede nella tua vita in relazione a questa specifica area di interesse e cerca di essere onesto su come influisce sia su di te che sulla tua capacità di raggiungere gli obiettivi desiderati. Trascorri un po' di tempo esplorando davvero tutte le aree della tua vita, dagli amici ai familiari, alle tue emozioni e pensieri personali e resoconta onestamente di come il tuo obiettivo sia influenzato da tutte queste aree della tua vita. Questo ti aiuterà a darti una visione più realistica di ciò che è il tuo esatto punto di partenza, in modo da poter tracciare un percorso che tiene veramente conto delle tue esigenze.

Ricordate, questa è un'esperienza privata che è unica per voi, quindi non c'è bisogno di esagerare il vostro punto di partenza. Se stai vivendo un momento particolarmente impegnativo, abbraccialo onestamente e apprezza dove ti trovi senza sentire il bisogno di fingere di essere più avanti. Essere più onesti con te stesso ti aiuterà ad avere un'esperienza più positiva, permettendoti di iniziare con passaggi che sono gestibili e raggiungibili per te, in questo momento della tua vita.

Identificare i passaggi

Dopo aver identificato sia il tuo obiettivo che il tuo punto di partenza, devi determinare quali sono i passaggi necessari per avere successo. Dal momento che stai lavorando per ottenere un comportamento di pensiero più forte e più positivo, è importante mantenere gestibili i passi successivi. Quando si tratta di superare cose come l'ansia, la depressione, la rabbia o qualsiasi altra esperienza preoccupante, è necessario concedersi spazio per elaborare realmente le proprie emozioni. Tentare di elaborare troppo in fretta può farti sentire sopraffatto e avere difficoltà ad andare avanti a causa della stanchezza emotiva. Concediti il tempo di adattarti e guarire le tue emozioni oltre a curare i tuoi schemi di pensiero in modo da poter abbracciare completamente ogni passo e andare avanti con solide basi.

Per creare passaggi gestibili, devi dividere il tuo obiettivo in porzioni più piccole. Il modo in cui realizzerai questo aspetto dipenderà dall'obiettivo che stai cercando di raggiungere, ma alla fine devi essere in grado di trasformare questi blocchi in mini obiettivi. In questo modo, ogni volta che raggiungi un passo verso il tuo obiettivo più grande, stai raggiungendo un obiettivo in sé e per sé. Questo supporta la tua mente nello sperimentare la gratificazione che desidera e ti tiene concentrato nel procedere. Se ritieni che alcuni passaggi siano più difficili di altri o che non ti stiano dando i risultati desiderati, puoi facilmente regolarli per aiutarti a rimanere in pista.

Oltre a tracciare i tuoi passi, considera gli ostacoli che potresti incontrare lungo la strada e come questi possono influenzare la tua capacità di riuscire a raggiungere il tuo obiettivo. Con qualcosa di sensibile come le emozioni, affrontare ostacoli inaspettati può essere travolgente e può rallentarti. Considerare quali ostacoli potresti incontrare e accoglierli, pianificarli, o almeno prepararti per loro, ti supporterà nel muoverti con fiducia verso il tuo obiettivo anche se stai affrontando una sfida. Mentalmente, questo ti impedirà di sentirti sconvolto, dubbioso o sconfitto ogni volta che affronti una sfida, perché sarai già pronto a sopportare tutto ciò che detta sfida può comportare.

Una volta che avrai stabilito quali sono le parti più piccole degli obiettivi, è necessario stabilire l'ordine dei tuoi passi. Scrivili dall'inizio alla fine come se stessi scrivendo un piano di gioco per farti passare dal punto A al punto B, in modo da poter vedere chiaramente cosa devi fare.

Guida introduttiva

Infine, tutto quello che dovete fare è iniziare! Se hai seguito con successo i passaggi precedenti, allora il tuo obiettivo dovrebbe essere perfettamente impostato in modo che tutto quello che devi fare è intraprendere il primo passo del tuo piano. Concediti il discorso di incoraggiamento, è necessario per iniziare e poi potrai andare avanti e agire!

Obiettivi SMART

Specifico = è chiaro, contenuto, limitato e definito

Misurabile = ha criteri anticipati di valutazione pratica

Attivabile = è perseguito attraverso azioni dirette e concrete

Raggiungibile = si basa su risorse effettivamente disponibili

Temporizzabile = ha durata, scadenze ed attese chiare

Capitolo 10. Consapevolezza

L a consapevolezza è una tecnica di base nella psicoterapia, che viene utilizzata per trattare principalmente ansia, rabbia, depressione e altri problemi psicologici. Ha le sue radici nel misticismo delle culture orientali, la scienza ha già studiato molto l'argomento e gli psicoterapeuti raccomandano anche la meditazione consapevole per gli individui che soffrono di alcuni problemi di salute mentale. Lo sviluppo della consapevolezza è una parte cruciale della CBT, così come la DBT (Dialectical Behaviour Therapy) e ACT (Acceptance and Commitment Therapy). Infatti, è uno dei quattro moduli di competenze in DBT.

Fondamentalmente, la consapevolezza è lo stato della nostra mente che può essere raggiunto concentrandoci su ciò che sta accadendo in questo momento. Comporta anche l'accettazione calma dei nostri sentimenti, sensazioni e pensieri.

La sfida di concentrarsi nel presente potrebbe essere banale per alcuni, ma questo è in realtà più facile a dirsi che a farsi. La nostra mente potrebbe allontanarsi, perdere il contatto con il momento presente, e potremmo anche essere assorbiti in pensieri ossessivi sulle cose che sono accadute in passato o preoccupandoci per il futuro. Ma indipendentemente da quanto lontano la nostra mente si allontani dal presente, possiamo usare la consapevolezza per tornare immediatamente a ciò che stiamo attualmente facendo o sentendo.

Anche se è naturale per noi essere consapevoli ogni volta che vogliamo, possiamo coltivarlo attraverso tecniche ACT efficaci che imparerai in seguito.

La consapevolezza è di solito legata alla meditazione. La meditazione è un modo efficace per raggiungere la consapevolezza, ma c'è di più. La consapevolezza è una forma di essere presente, che puoi usare in qualsiasi momento. È una forma di coscienza che potete raggiungere se vi concentrate intenzionalmente sul momento presente senza alcun giudizio.

Elementi di consapevolezza

Attenzione e atteggiamento sono i due elementi primari della consapevolezza.

Attenzione

Molti di noi soffrono di ciò che è noto come la mente delle scimmie, in cui la mente si comporta come una scimmia che oscilla da un ramo all'altro. Praticamente la nostra mente potrebbe saltare da un pensiero all'altro e di solito non abbiamo idea di come finiamo per pensare a qualcosa.

La mente della scimmia di solito abita nel passato, ruminando su quello che è successo o quello che poteva succedere, se avesse agito in modo diverso. Si allontana anche verso il futuro essendo in ansia per ciò che potrebbe accadere. Nutrire la "mente scimmia" sottrarrà l'esperienza del momento presente. Ricordate, la consapevolezza è concentrare la vostra attenzione su ciò che sta accadendo ora.

Atteggiamento

La sospensione del giudizio è un principio fondamentale della consapevolezza. Quindi, una persona veramente consapevole sa come accettare la realtà e non si impegna a discutere con essa. Questo può sembrare un compito facile, ma una volta che inizi a praticare la consapevolezza, ti renderai conto di quanto spesso giudichiamo noi stessi e i nostri pensieri.

Ecco alcuni esempi di frasi usate nel giudizio di noi stessi e di altri:

- Non sono bravo in questo compito.

- La mia camicia sembra brutta.

- Non mi piace la mia casa.

- Non mi piace il mio vicino.

- Che cameriera scontrosa.

La consapevolezza è anche l'arte di calmare il nostro giudice interiore. Ci permette di cancellare le nostre aspettative interne e di abbracciare di più come stanno le cose nel momento presente. Tuttavia, tieni presente che ciò non significa che non è necessario apportare le modifiche necessarie, ma consentirai semplicemente che accada tutto ciò.

Ricorda, stai solo sospendendo il tuo giudizio, quindi puoi avere più tempo per pensare alla situazione e fare qualcosa al riguardo. La differenza principale è che puoi apportare cambiamenti nel momento ideale per la tua mente e non durante i periodi in cui sei influenzato da tensione o stress.

Inoltre, la consapevolezza ti permetterà di essere più compassionevole con te stesso, abbracciando di più la tua esperienza e avendo maggior cura delle persone intorno a te. Ti permetterà anche di essere più paziente e non giudicante se fai alcuni errori. Mentre pratichi la consapevolezza, puoi rimodellare il tuo cervello per diventare più gentile e compassionevole.

Come la consapevolezza può rimodellare il tuo cervello

In passato, le persone credevano che il cervello umano poteva essere sviluppato solo fino a un certo livello, di solito dalla prima infanzia all'adolescenza. Ma vari studi rivelano che il nostro cervello ha la capacità di riorganizzarsi attraverso la formazione di connessioni neurali. Questo è noto come neuroplasticità e non ha praticamente alcun limite.

I neuroscienziati hanno distrutto la vecchia convinzione che il cervello umano sia un organo statico immutabile. Hanno scoperto che, nonostante l'età, malattia o lesioni, il cervello umano può compensare eventuali danni ristrutturandosi. Per dirla semplicemente, il nostro cervello è in grado di ripararsi da solo.

Ulteriori studi supportano anche l'idea che la consapevolezza può aiutare in modo significativo nello sviluppo del cervello. Aiuta specificamente nel processo di neuroplasticità. È davvero incredibile sapere che possiamo cambiare le nostre emozioni, sentimenti e processi di pensiero attraverso la neuroplasticità e la consapevolezza.

Ci sono tre studi principali che mostrano come la consapevolezza può ricollegare il cervello umano attraverso la neuroplasticità.

La consapevolezza può migliorare la memoria, l'apprendimento, e altre funzioni cognitive

Anche se la meditazione consapevole è legata a un senso di rilassamento fisico e tranquillità, i praticanti sostengono che può anche aiutare nell'apprendimento e nella memoria.

Sara Lazar, professoressa alla Harvard University Medical School, ha aperto la strada a un programma di meditazione di 8 settimane che utilizza principalmente la consapevolezza. Con il suo team di ricercatori del Massachusetts General Hospital, ha condotto il programma per esplorare la connessione tra consapevolezza e il miglioramento delle funzioni cognitive.

Il programma era composto da sessioni settimanali di meditazione e registrazioni audio per i 16 volontari che praticavano la meditazione da soli. In media, i partecipanti hanno praticato la meditazione per circa 27 minuti. Il concetto alla base della meditazione di consapevolezza per la ricerca, era il raggiungimento di uno stato d'animo in cui i partecipanti sospendessero il loro giudizio e si concentrassero solo sulle loro sensazioni.

Successivamente, il team ha utilizzato la risonanza magnetica per immagini (MRI) per acquisire immagini della struttura cerebrale dei partecipanti. E' stato chiesto di eseguire la risonanza magnetica anche a un gruppo di individui che non stavano meditando (il gruppo di controllo).

I ricercatori sono rimasti stupiti dal risultato. Principalmente, i partecipanti allo studio hanno rivelato di aver sperimentato significativi vantaggi cognitivi che sono stati dimostrati dalle loro risposte nel sondaggio di consapevolezza. Inoltre, i ricercatori hanno anche notato differenze fisiche misurabili nella densità della materia grigia supportata dalla risonanza magnetica.

- La densità di materia grigia nell'amigdala, l'area del cervello responsabile dello stress e dell'ansia, è diminuita.

- Ci sono stati cambiamenti significativi nelle aree cerebrali responsabili di autoconsapevolezza, introspezione e compassione.

- La densità di materia grigia nell'ippocampo, la parte del cervello responsabile della memoria e dell'apprendimento, è aumentata.

Questo studio di Harvard rivela che attraverso la neuroplasticità del cervello e la pratica della meditazione, possiamo svolgere un ruolo attivo nello sviluppo del nostro cervello. È emozionante sapere che possiamo fare qualcosa ogni giorno per migliorare la qualità della nostra vita e il nostro benessere generale.

La consapevolezza può aiutare a combattere la depressione

Milioni di persone in tutto il mondo soffrono di depressione. Per esempio, negli Stati Uniti, ci sono circa 19 milioni di persone che sono alla ricerca di farmaci per combattere la depressione. Si tratta di circa il 10% dell'intera popolazione degli Stati Uniti.

Il dottor Zindel Segal, professore di psichiatria presso l'Università di Toronto, ha utilizzato una borsa di ricerca della MacArthur Foundation per esplorare i vantaggi della consapevolezza per alleviare la depressione. La ricerca, focalizzata principalmente sulla somministrazione della sessione di riduzione dello stress basata sulla consapevolezza, è stata considerata un successo e ha condotto una ricerca di follow-up (azione supplementare) per studiare l'efficacia della meditazione sulla consapevolezza dei pazienti affetti da depressione. Ciò ha portato alla creazione della Terapia Cognitiva Basata sulla Consapevolezza o MBCT.

Lo studio ha coinvolto pazienti affetti da depressione, con 8 su 10 che avevano sperimentato almeno tre episodi di depressione. Nel tempo, circa il 30% dei partecipanti allo studio che avevano sperimentato almeno tre episodi di depressione, non hanno avuto ricadute per più di un anno, diversamente da coloro che hanno seguito una terapia farmaceutica prescritta (principalmente attraverso antidepressivi).

Il risultato è stato sorprendente, tanto che è diventato un precursore di numerose ricerche sponsorizzate dall'Università di Oxford e Cambridge nel Regno Unito, con entrambi gli studi che hanno prodotto risultati simili. La ricerca si è dimostrata talmente preziosa nell'uso della meditazione consapevole, come alternativa efficace e più salutare rispetto ai farmaci nel Regno Unito, che ha convinto i professionisti della salute mentale a prescrivere la meditazione consapevole ai loro pazienti.

La meditazione di consapevolezza e gli studi di ricerca su MBCT stanno gradualmente prendendo piede all'interno di circoli medici e scientifici negli Stati Uniti e in altre parti del mondo.

La consapevolezza può aiutare nel sollievo dallo stress

Uno studio condotto presso la Carnegie Mellon University ha rivelato che la pratica della consapevolezza, anche per 25 minuti al giorno, può alleviare lo stress. Lo studio, condotto dal professor David Creswell, ha coinvolto 66 partecipanti di età compresa tra i 18 e i 30 anni.

A un gruppo di soggetti di studio è stato chiesto di sottoporsi a una breve sessione di meditazione composta da una sessione di consapevolezza di 25 minuti per tre giorni. A questo gruppo è stato chiesto di fare alcuni esercizi che sono progettati per concentrarsi sulla respirazione, catturando la loro attenzione sul presente. Il secondo gruppo ha usato lo stesso tempo per valutare le letture di poesia per migliorare le loro capacità di problem-solving.

Durante la fase di valutazione, a tutti i partecipanti allo studio è stato chiesto di completare le attività matematiche e linguistiche davanti ai valutatori a cui era stato chiesto di sembrare severi. Tutti i partecipanti hanno riportato un aumento dei livelli di stress e sono stati richiesti campioni di saliva per misurare i livelli dell'ormone dello stress, il cortisolo.

Il gruppo a cui è stato chiesto di praticare la meditazione consapevole per almeno 25 minuti per tre giorni, ha riferito meno stress nel compito fornito, dimostrando che praticare la consapevolezza anche a breve termine potrebbe aumentare la capacità del corpo di gestire lo stress.

È interessante notare che lo stesso gruppo ha mostrato livelli più alti di cortisolo, cosa che i ricercatori non si aspettavano.

La ricerca ha concluso che quando i partecipanti apprendono la meditazione della consapevolezza, devono lavorare attivamente sul processo, in particolare in una situazione stressante. Il compito cognitivo può essere meno stressante per l'individuo, nonostante l'elevato livello di cortisolo.

Il team si sta ora concentrando sull'automazione delle sessioni di consapevolezza per renderlo meno stressante riducendo i livelli di cortisolo. Ma è chiaro che anche nelle fasi iniziali, una pratica di meditazione a breve termine può servire molto per alleviare lo stress.

Altri vantaggi della consapevolezza

A parte i benefici descritti sopra, la meditazione consapevole fornisce grandi benefici per la nostra salute emotiva, mentale e fisica.

Benefici emotivi

La consapevolezza ci permette di essere più compassionevoli. Coloro che praticano la meditazione consapevole mostrano cambiamenti in aree specifiche del cervello che sono associate all'empatia.

La meditazione consapevole diminuisce la nostra reattività alle nostre emozioni. Uno studio condotto nel Massachusetts General Hospital rivela che la consapevolezza riduce le dimensioni dell'amigdala, che è responsabile della paura, ansia e aggressione.

La meditazione consapevole può aiutarci a evitare i pensieri negativi, a cui il nostro cervello di solito ricorre una volta che sono lasciati da soli.

Nel 2007 è stato condotto uno studio tra gli studenti a cui sono state insegnate strategie di meditazione. Lo studio ha rivelato che la consapevolezza ha aiutato gli studenti ad aumentare la loro attenzione e diminuire l'auto-dubbio, ansia e la depressione. C'è stata anche una notevole diminuzione delle sospensioni e dell'assenteismo nelle scuole in cui sono state sviluppate le sessioni di consapevolezza.

La consapevolezza è ora utilizzata anche per alleviare i sintomi di ansia e depressione. Molti psicoterapeuti stanno prescrivendo la meditazione consapevole per i loro pazienti che soffrono di episodi depressivi.

Benefici per la salute mentale

Uno studio pubblicato sul Journal of Psychological Science rivela che gli studenti che praticavano la meditazione consapevole prima di sostenere un esame hanno ottenuto risultati migliori rispetto agli studenti che non lo hanno fatto. Lo studio ha scoperto un legame tra consapevolezza e migliore funzione conoscitiva.

La consapevolezza aumenta l'attività nella corteccia cingolata anteriore (ACC), che è una parte del cervello responsabile della memoria, apprendimento e regolazione emotiva. Aumenta anche l'attività nella corteccia prefrontale (PFC) che è responsabile del giudizio e della pianificazione.

La consapevolezza è legata a una migliore concentrazione e una maggiore capacità di attenzione.

La meditazione consapevole aumenta anche le connessioni neurali del cervello ed è stato dimostrato che fortifica la mielina, che è il tessuto protettivo che circonda i neuroni responsabili della trasmissione di segnali nel cervello.

Benefici fisici

La respirazione profonda può disattivare il nostro sistema nervoso simpatico che è responsabile della nostra risposta di lotta o fuga. Attiva anche il sistema nervoso parasimpatico che è responsabile del nostro modo di riposare e digerire.

La consapevolezza diminuisce il livello di cortisolo nel corpo. Questo ormone dello stress aumenta i livelli di stress e incoraggia l'ipertensione.

In uno studio, i partecipanti che hanno praticato la meditazione consapevole hanno ridotto il rischio di infarto e hanno anche ridotto la pressione sanguigna.

La consapevolezza permette alla nostra mente di essere consapevoli di ciò che mangiamo, ed è stato utilizzato per i programmi di perdita di peso.

La consapevolezza è anche responsabile dell'aumento della telomerasi, che si ritiene contribuisca alla riduzione del danno cellulare.

La meditazione consapevole ha dimostrato di poter aumentare la produzione di anticorpi che combattono il virus influenzale. Questo dimostra che la meditazione può aiutarci a rafforzare il nostro sistema immunitario.

Che cosa significa veramente consapevolezza?

La consapevolezza significa essere consapevoli delle cose che accadono proprio in questo momento, sia nell'ambiente circostante che in noi stessi: i nostri pensieri, le nostre emozioni, le nostre sensazioni fisiche e i nostri comportamenti. Lo scopo della consapevolezza è quello di impedirci di essere controllati da questi eventi. Questa consapevolezza deve anche essere non giudicante e di passaggio, cioè ci concentriamo solo sui fatti e li accettiamo, evitando le nostre valutazioni e opinioni, e poi li lasciamo andare.

Supponiamo che il tuo capo ti abbia duramente criticato per il lavoro che hai fatto. Sapete che non ve lo meritate, sia la critica che il modo in cui è stata fatta, e così vi arrabbiate molto. Tuttavia, invece di lasciare che le tue emozioni dettino la tua risposta, fai un passo indietro e pensa consapevolmente alla situazione, e dici a te stesso qualcosa del genere: "Il mio capo è molto sotto pressione in questo momento e facilmente irritabile. Le sue critiche nei miei confronti erano ingiuste. Non me lo meritavo, quindi sono diventato furioso". E poi vai avanti.

I tre stati d'animo

Esistono diverse abilità psicoterapiche associate alla consapevolezza e l'esempio sopra è solo una di queste. Coloro che stanno imparando queste abilità subiscono esercizi, come la meditazione e il camminare consapevole. Ma da questo solo esempio possiamo ora facilmente comprendere e apprezzare i benefici della consapevolezza.

C'è quella che viene chiamata la Mente Saggia, che è uno dei tre stati della nostra mente. È l'equilibrio tra la nostra Mente Ragionevole (quando agiamo e ci comportiamo esclusivamente sui fatti e sulla ragione) e la Mente Emotiva (quando i nostri pensieri e le nostre azioni sono dettati dai nostri sentimenti). Quando usiamo la nostra mente saggia – la saggezza in ognuno di noi – riconosciamo i nostri sentimenti, ma rispondiamo a loro razionalmente.

Mente Saggia, o la pratica di usare la nostra saggezza, è in realtà la prima delle abilità della consapevolezza. Come illustrato sopra, la consapevolezza ci aiuta a gestire e controllare noi stessi, specialmente in situazioni improvvise ed emotivamente intense, dove è più probabile che reagiamo con la nostra mente emotiva. Questo vantaggio ha molte conseguenze positive a lungo termine: relazioni migliori, migliore autostima e migliore rispetto di sé, migliori risposte a crisi impreviste e minori sintomi di ansia e depressione.

Ancora più importante, con la consapevolezza, possiamo anche sperimentare la vita in modo più completo.

Le capacità di consapevolezza allenano anche le nostre menti, e quindi otteniamo i benefici aggiuntivi di memoria migliorata, concentrazione più nitida ed elaborazione mentale più veloce. Anche la nostra ansia si riduce e otteniamo un maggiore controllo dei nostri pensieri.

Abilità di consapevolezza di base

E allora, quali sono esattamente queste abilità di consapevolezza? Sono divisi in tre gruppi: la Mente Saggia, le abilità "Cosa" e le abilità "Come".

Mente Saggia

Come spiegato in precedenza, questo è lo stato intermedio tra la nostra Mente Ragionevole e la Mente Emotiva, dove riconosciamo sia la nostra ragione che le nostre emozioni, e agiamo di conseguenza.

Le competenze "Cosa"

Queste abilità sono in risposta alla domanda: "Quali sono le cose che devi fare per praticare la consapevolezza?" Le risposte sono: (1) osservare, (2) descrivere e (3) partecipare.

(1) Osservare

Osservare non è altro che sperimentare ed essere consapevoli di ciò che ci circonda, dei nostri pensieri, dei nostri sentimenti e delle sensazioni che stiamo ricevendo. Questo significa fare un passo indietro, guardando noi stessi, specialmente per orientarsi nuovamente quando siamo troppo preoccupati per i nostri problemi.

(2) Descrivere

Descrivere è mettere le parole sulle nostre esperienze attuali riconoscendo ciò che sentiamo, pensiamo o facciamo, e usando solo i fatti per farlo, senza le nostre opinioni. Per esempio, ci diciamo: "Il mio stomaco ha fame" o "Sto pensando a mia madre". Fare questo riduce la distrazione e aiuta la nostra attenzione.

(3) Partecipare

Partecipare è donarci pienamente a ciò che stiamo facendo in questo momento (mangiare, parlare o sentirsi soddisfatti). Ci dimentichiamo di noi stessi in esso, e agiamo spontaneamente.

Le competenze "come"

Queste abilità, rispondono alla domanda: "Come farai a praticare la consapevolezza?" Le risposte sono: (1) senza giudicare, (2) consapevolmente e (3) in modo efficace.

(1) Non giudicante

Una posizione non giudicante è vedere solo i fatti senza valutare, e senza opinione personale. Accettiamo ogni momento così com'è, comprese le nostre circostanze e ciò che vediamo in noi stessi: i nostri pensieri, i nostri sentimenti, i nostri valori, ecc.

(2) Con una consapevolezza

Praticare la consapevolezza con attenzione è fare solo una cosa alla volta mettendoci tutta la nostra attenzione, che si tratti di ballare, camminare, sedersi, parlare o pensare. Si tratta di mantenere la nostra attenzione e aumentare la nostra concentrazione.

(3) Efficacemente

Praticare la consapevolezza in modo efficace è mantenere i nostri obiettivi nella nostra mente, e fare ciò che è necessario per raggiungerli. Dobbiamo fare del nostro meglio e non lasciare che le nostre emozioni si mettano in mezzo.

Queste abilità di consapevolezza centrale sono fondamentali nella terapia comportamentale dialettica e supportano tutte le altre abilità. Sono chiamate abilità di consapevolezza "core" perché ci sono alcune altre abilità o prospettive sulla consapevolezza che sono meno comunemente praticate. Non ne parleremo più, ma tra queste altre prospettive ce n'è una presa dal punto di vista spirituale, progettata per coloro che hanno bisogno di ulteriore aiuto nella consapevolezza, alla luce della loro spiritualità.

Esercizi di consapevolezza

Ora che conosciamo le abilità, è il momento di applicarle agli esercizi in modo da poterle vedere in azione. Di seguito sono riportati alcuni esercizi di consapevolezza, un piccolo campionamento dalla ricchezza di esercizi che sono già stati sviluppati per la DBT.

Meditazione

Osservare il momento presente, in modo non giudicante, è lo scopo della meditazione.

Per praticare la meditazione, trova un posto tranquillo dove non sarai disturbato. L'obiettivo è una meditazione quotidiana di almeno 30 minuti. Per i principianti, sono consigliati anche solo 10 minuti.

Sedersi su una sedia o su un cuscino sul pavimento. Sedetevi con la schiena comodamente dritta, con le braccia di lato e i palmi sulla parte superiore delle cosce.

Poi portate la vostra attenzione alla vostra respirazione: prestate molta attenzione alla vostra inspirazione, espirazione e ai suoni che fanno. Prova a farlo per l'intera durata. Il tuo respiro è quello che stai usando per radicarti in questo momento presente.

Tuttavia, presto la tua mente vagherà, e va bene. Riconosci semplicemente i tuoi pensieri senza giudicarli, quindi riporta la tua attenzione al respiro.

Durante la meditazione potresti anche provare delle sensazioni spiacevoli e va bene lo stesso. Ancora una volta, riconosci semplicemente i tuoi sentimenti senza giudizio e poi riporta la tua attenzione al tuo respiro.

Fai questo esercizio, ancora e ancora, sempre tornando al tuo respiro ogni volta che senti distratto, fino allo scadere del tempo.

Camminare consapevolmente

Il camminare consapevole è semplicemente praticare la consapevolezza mentre si cammina, per osservare il proprio corpo fisico e l'ambiente circostante.

Innanzitutto, prendi nota di come si muove il tuo corpo e di come si sente mentre fai i tuoi passi. Nota la pressione sui tuoi piedi e i dolori alle articolazioni, se ce ne sono. Nota l'aumento del battito cardiaco.

Quindi, espandi la tua consapevolezza su ciò che ti circonda. Cosa vedi? Cosa senti? Che cosa senti? Senti il vento o il calore del sole sulla tua pelle?

Cinque sensi

Si tratta di usare i tuoi cinque sensi per osservare il tuo momento presente. Si noti almeno una cosa che si vede, si sente, si prova, di cui si sente l'odore, o si gusta.

Respirazione consapevole

Puoi fare questo esercizio di consapevolezza seduto o in piedi. Se il momento e il luogo ti consentono di sederti nella posizione del loto (*), fallo, in caso contrario, non ci sono problemi. Devi solo assicurarti di essere concentrato sulla respirazione per almeno 60 secondi.

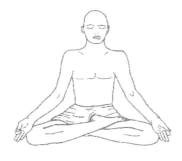

(*) Posizione del loto.

Inizia inspirando ed espirando lentamente. Un ciclo di respirazione deve durare per circa sei secondi.

Ricorda di inalare attraverso il naso ed espirare attraverso la bocca. Permettere al respiro di fluire senza alcuna ostacolo.

Mentre fai questo esercizio, dovresti assicurarti di poter lasciare andare i tuoi pensieri. Inoltre, impara a lasciar perdere le cose che devi completare oggi o i progetti in sospeso che richiedono la tua attenzione. Lascia che i pensieri scorrano a modo loro e concentrati sul tuo respiro.

Sii consapevole del tuo respiro, concentrando la tua attenzione mentre l'aria entra nel tuo corpo e le dà vita.

Ascolto consapevole

Questo esercizio di consapevolezza ha lo scopo di sviluppare il nostro senso dell'udito in modo non giudicante. Sarà efficace per allenare il nostro cervello ad essere meno distratto dagli effetti dei preconcetti e dalle esperienze precedenti.

La maggior parte di ciò che sentiamo è influenzato dalle nostre precedenti esperienze. Ad esempio, odiamo una canzone specifica perché innesca brutti ricordi o un altro momento della tua vita in cui ti sei sentito davvero male.

L'ascolto consapevole è progettato per consentire di ascoltare suoni neutri e musica, con una coscienza presente che non è bloccata da alcun preconcetto.

Scegli musica o una colonna sonora che non conosci bene. Forse, hai qualcosa nella tua playlist che non hai mai ascoltato, o puoi scegliere di accendere la radio per trovare una musica che puoi ascoltare.

Chiudi gli occhi e collega gli auricolari.

L'obiettivo è quello di sospendere il tuo giudizio su qualsiasi musica tu ascolti, il suo genere, artista o titolo. Piuttosto cerca di seguire il flusso della musica per tutto il tempo.

Ascolta la musica, nonostante potrebbe non piacerti, lascia andare il tuo giudizio e consenti alla tua coscienza di stare con il suono.

Naviga tra le onde sonore discernendo l'atmosfera di ogni strumento musicale utilizzato nella musica. Prova a separare ogni suono nella tua mente e a valutarlo.

Anche essere consapevoli della voce, il suo tono e la gamma. Se la musica ha più voci, prova a separarle come hai fatto con gli strumenti musicali.

L'obiettivo qui è quello di ascoltare consapevolmente, di essere completamente intrecciati con la musica senza alcun giudizio o preconcetto della musica, genere, o artista. Questo esercizio richiede di ascoltare e non pensare.

Osservazione consapevole

Questo esercizio di consapevolezza è uno dei più facili da fare, ma anche tra i più potenti perché vi permetterà di apprezzare gli aspetti più semplici del vostro ambiente.

Ha lo scopo di riconnetterci con la bellezza del nostro ambiente, che è qualcosa che spesso ignoriamo quando stiamo guidando per andare al lavoro o anche camminando nel parco.

- Selezionare un oggetto naturale sul quale è facile concentrarsi per un paio di minuti. Questo può essere la luna, le nuvole, un albero o un oggetto.

- Cercate di non fare altro che osservare la cosa su cui avete scelto di concentrarvi. Rilassatevi e cercate di concentrarvi sull'oggetto tanto quanto la vostra mente lo permette.

- Guardate l'oggetto e cercate di osservarne gli aspetti visivi. Lasciate che la vostra coscienza sia assorbita dalla presenza dell'oggetto.

- Lasciatevi collegare all'energia dell'oggetto all'interno dell'ambiente naturale.

Consapevolezza consapevole

Questo esercizio di consapevolezza ha lo scopo di sviluppare la nostra elevata coscienza e l'apprezzamento dei semplici compiti quotidiani, nonché i risultati che si raggiungono. Considera qualcosa che fai ogni giorno che di solito dai per scontato, come ad esempio lavarti i denti.

Fin dal momento in cui prendi lo spazzolino da denti, ti fermi per qualche istante e fai attenzione alla tua presenza, ai tuoi sentimenti per quel momento e a ciò che quell'azione significa per te.

Allo stesso modo, quando apri la porta prima di uscire e affrontare il mondo, prenditi qualche momento per stare fermo e apprezzare il design della tua porta d'accesso al resto del mondo.

Queste cose non devono necessariamente essere fisiche. Per esempio, ogni volta che provi tristezza, puoi scegliere di prendere qualche istante per fermarti, identificare il pensiero come dannoso, accettare il fatto che gli esseri umani siano tristi, e poi andare avanti... lascia andare la negatività.

Può anche essere qualcosa di molto piccolo, come ogni volta che vedi un fiore sulla strada, prenditi un momento per fermarti e apprezzare quanto sei fortunato a vedere una tale delizia.

Fermati un attimo, e invece di svolgere le tue attività quotidiane come un robot, prenditi qualche momento per fare un passo indietro e sviluppare una coscienza intenzionale di ciò che stai facendo attualmente e dei doni che queste azioni genereranno per la tua vita.

Apprezzamento consapevole

In questo esercizio di consapevolezza, osserverai cinque cose nella tua giornata che spesso ignori. Queste cose potrebbero essere persone, oggetti o eventi. Alla fine della giornata, scrivi l'elenco di cinque cose che hai notato durante il giorno.

L'obiettivo di questo esercizio è quello di mostrare fondamentalmente la vostra gratitudine e l'apprezzamento per le cose che possono sembrare insignificanti nella vita, che svolgono anche loro un ruolo nella nostra esistenza umana, ma che spesso ignoriamo perché ci concentriamo troppo sulle cose "più grandi e più importanti" nella vita.

Ci sono tante di queste piccole cose che notiamo a malapena. C'è l'acqua pulita che nutre il tuo corpo, il tassista che ti porta sul posto di lavoro, il tuo computer che ti permette di essere produttivo, la tua lingua che ti permette di assaporare quel delizioso pranzo che hai consumato.

Tuttavia, ti sei mai preso qualche momento per metterti in pausa e pensare alla tua connessione a queste cose e a come giocano un ruolo nella tua vita?

- Hai mai fatto un passo indietro e osservare i loro dettagli più intricati e più profondi?

- Vi siete mai chiesti quale sarebbe la vostra vita se queste cose non fossero presenti?

- Hai mai apprezzato bene come queste cose ti offrono un vantaggio nella tua vita e alle persone a cui tieni?

- Sai davvero come funzionano queste cose o come sono nate?

Dopo aver identificato queste cose, cerca di sapere tutto quello che puoi sul loro scopo e sulla loro creazione. È così che puoi veramente apprezzare il modo in cui sostengono la tua vita.

Immersione consapevole

L'immersione consapevole è un esercizio che ti aiuterà a sviluppare la soddisfazione nel momento presente e a lasciar andare la persistente preoccupazione per ciò che il futuro può rappresentare.

Invece di voler ansiosamente completare il nostro lavoro quotidiano in modo da poter passare all'elemento successivo, possiamo prendere il compito e sperimentarlo completamente. Ad esempio, se è necessario lavare i piatti, concentrarsi sui dettagli specifici dell'attività. Invece di considerare questo come un lavoro domestico comune, puoi scegliere di sviluppare un'esperienza completamente nuova osservando più da vicino ogni aspetto della tua azione.

Sentite lo scorrere dell'acqua quando lavate le stoviglie. È acqua fredda? È acqua calda? Come si sente l'acqua corrente sulle mani quando si fanno i piatti? Essere consapevoli del movimento che si utilizza nella rimozione del grasso.

Il concetto è quello di essere creativi e trovare nuove esperienze per un compito che è abbastanza monotono e molto comune. Piuttosto che lottare e pensare esclusivamente a completare il compito, essere consapevoli di ogni passo e immergersi completamente nel processo. Scegli di portare il compito al di là della normale routine, allineandoti con esso mentalmente e fisicamente, e anche spiritualmente se sei un tipo spirituale.

La consapevolezza è per chiunque

Ora hai imparato cos'è la consapevolezza, i suoi benefici, le abilità ad essa associate e gli esercizi per aumentarla.

Senza dubbio, diventare più consapevoli e apprendere queste abilità sono molto utili e gratificanti. Non è solo un'opzione di trattamento per coloro che sono affetti da un disturbo mentale. Imparare ad agire con saggezza nonostante i nostri sentimenti irrazionali ed essere più attenti a noi stessi e alle cose che ci circondano, ci porterà sicuramente più felicità e appagamento in questa vita. Coltivare la nostra capacità di essere consapevoli in ogni momento della nostra vita è una pratica benefica che può aiutarci a gestire meglio i sentimenti e i pensieri negativi che possono causarci ansia e stress nella nostra vita.

Attraverso la pratica regolare degli esercizi di consapevolezza, non cederai facilmente alle cattive abitudini e non ti farai influenzare dalla paura del futuro e dalle esperienze negative del tuo passato. Potrai finalmente sviluppare la capacità di impostare la tua mente nel presente e gestire le sfide della vita in modo deciso ma calmo.

A sua volta potrete rimodellare il vostro cervello per sfruttare una mentalità completamente cosciente, che è libera dalla schiavitù dei modelli di pensiero autolimitanti e che vi permetterà di essere totalmente presenti per concentrarvi sulle emozioni positive che potrebbero migliorare la vostra compassione, e infine comprendere voi stessi e le persone intorno a voi.

Conclusione

C i vuole un sacco di coraggio per decidere di andare in terapia. Molte persone scelgono di non farlo perché non vogliono affrontare la realtà della situazione. Non vogliono sapere se sono malati o c'è qualcosa che non va in loro.

Ci potrà essere qualcuno che ha deciso di farlo e, facendo ciò, ha riconosciuto che può migliorare o scoprire se c'è qualcosa di sbagliato che può essere "sistemato".

Se ne conosci qualcuno, il tuo ruolo è vitale a seconda di quanto sei vicino a questa persona. Potrebbe essere il tuo coniuge, il tuo migliore amico, il tuo collega, tuo fratello o anche il tuo vicino. Se hanno scelto di aprirsi a te e dirti che stanno provando la terapia, allora puoi essere attivamente coinvolto per aiutarli in questo periodo.

Come si fa ad aiutare qualcuno che passa attraverso la terapia, soprattutto quando non si sa nulla di terapia o qualsiasi processo terapeutico? Quale dovrebbe essere il tuo livello di coinvolgimento? Hai bisogno di presentarti con loro per ogni sessione? Sai restarne fuori? Ne parli?

Questi quesiti possono essere tutti un po' stressanti per te, ma ricorda che la persona che sta subendo la terapia è ancora più stressata. Una delle prime cose da fare è ricordare che, se condividono con te ciò che stanno facendo, è un segno di fiducia nei tuoi confronti e che il tuo rapporto con loro significa molto.

Grazie a questa fiducia, la tua prima mossa è assicurarti che continuerai ad essere loro amico e confidente ogni volta che ne avranno bisogno. Se sei il loro partner o coniuge, rassicurali sul fatto che continuerai ad amarli, qualunque cosa accada e che li aiuterai nel miglior modo possibile.

Per ottenere il massimo dalla terapia cognitivo-comportamentale, dobbiamo essere disposti a discutere onestamente dei nostri sentimenti ed emozioni. Bisogna lavorare per stabilire chiare aspettative per sé stessi e impegnarsi per il tempo che ci vorrà, al fine di raggiungere gli obiettivi prefissati.

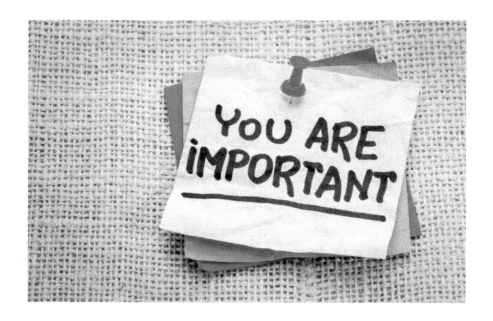

"Quando indirizziamo correttamente i nostri pensieri, possiamo controllare le nostre emozioni."

William Clement Stone

Il segreto del Carisma

~

Migliora le capacità di dialogo e riduci l'ansia sociale.
Impara ad usare la comunicazione carismatica per sviluppare sicurezza, persuasione e avere influenza sulle persone.

Ted Goleman

Introduzione

C i sono solo alcune persone che possono affascinare chiunque, ovunque, senza esercitare molto sforzo. Non importa quale sia il loro aspetto o se guadagnano molti soldi, queste persone possono essere al centro di tutta l'attenzione quando entrano in una stanza. In questo scenario, incontrerai alcune persone che sembrano sempre essere molto fortunate. La vita sembra essere sempre facile per loro: conoscono le persone giuste, hanno la possibilità di ottenere le migliori esperienze, promuoverle rapidamente, migliorare la salute e così via. Il fatto è che a volte non se lo meritano nemmeno! Potresti sentire che la vita è semplicemente ingiusta, quindi perché persone come queste che sono fortunate vivono momenti significativi che cambiano la vita? D'altra parte, lottate ancora con le finanze, la salute, i problemi nel lavoro e nella vostra vita personale. Che cosa hanno davvero che tu non hai?

Carisma, sicuramente: è una sorta di appello che attira adorazione e fiducia. È simile a fortuna, status sociale, bellezza... è un modo per aprire molte opportunità nella vita. Ma rispetto a queste qualità, chiunque può migliorare il proprio carisma. Potrebbe essere più difficile guadagnare lo status sociale o la fortuna che diventare carismatici.

Ora che sai cosa significa essere carismatici, non vuoi esserlo? Se lo vuoi, devi sapere cosa fa una persona carismatica. Ci sono alcune qualità che sono uniche per una persona carismatica, quindi perché non provare a praticare queste cose? In questo libro verranno discusse alcune delle principali qualità che hanno le persone carismatiche, quindi prendi la penna e inizia a prendere appunti!

Prova a prendere subito uno specchio e fai questa cosa! Guarda come i tuoi occhi percepiscono i tuoi pensieri. Sono come libri aperti che danno vita ai tuoi pensieri? Se è così, hai due scelte: puoi provare a nascondere i tuoi pensieri facendo un po' di strabismo o simile, oppure puoi semplicemente purificare i tuoi pensieri. Ricorda che il contatto visivo è importante. Quando una persona ti parla, può capire e identificarsi meglio con te se i tuoi occhi sono in contatto con i suoi. Alcune persone dicono che i gli occhi sono la chiave dell'anima, dopo tutto. Quindi, prova a praticare uno sguardo sincero o fiducioso, così come vuoi essere percepito!

Per quanto possa sembrare semplice, avere la fiducia in sé stessi che si desidera può essere una cosa piuttosto difficile, soprattutto se si hanno problemi di insicurezza. E, ovviamente, non puoi essere carismatico se non credi in te stesso. Quindi, esercitati con fiducia, puoi provare a fare del tuo meglio. Innanzitutto, devi conoscere te stesso, accettare chi sei e amare te stesso nonostante i tuoi difetti. Prova a vedere anche il lato positivo delle cose. Sii chi sei e metti da parte i tuoi problemi per un momento o due. Ricorda che alla fine, tutto andrà bene.

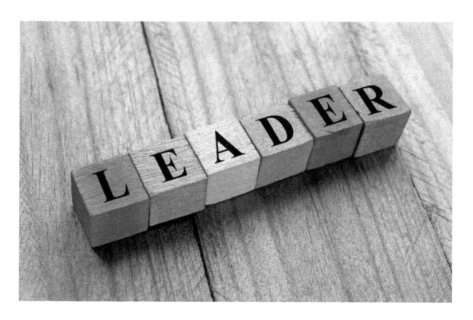

"Un leader sa che i limiti di oggi saranno le grandi risorse di domani."

Oronzo Liantonio

Capitolo 1. Che cos'è il carisma e chi è la persona carismatica

Q uando senti il termine "carisma", senti istintivamente che è una cosa positiva. Tradotto vagamente, carisma significa magnetismo e magnetismo è una cosa positiva, giusto? Bene, non sempre. Questo magnetismo, questo carisma non è sempre una cosa positiva.

Hitler per esempio, era noto per essere un leader carismatico, così erano la maggior parte dei dittatori nel corso della storia. Queste persone hanno raggiunto posizioni di comando e di potere grazie al loro carisma. Il loro carisma era usato per radunare i seguaci e realizzare la propria visione personale, che non era sempre positiva.

Possiamo tranquillamente dire che il carisma è una caratteristica intrinseca dei leader. È il risultato di eccezionali capacità interpersonali e di un'eccellente comunicazione. Non sorprende quindi scoprire che quasi tutte le persone famose e di successo sono carismatiche.

Miti sul Carisma

Come per ogni argomento di interesse, anche il carisma ha una serie di miti che spesso interferiscono con la verità. È importante che tu sappia la verità prima di decidere se puoi essere una persona carismatica o meno.

Mito N°1: Il carisma è un talento innato

Mentre è vero che ci sono persone che sono naturalmente carismatiche, è necessario notare che questa è una qualità che può essere coltivata da chiunque. Ha bisogno di un po' di pratica e a volte di disapprendimento, ma è possibile imparare questa abilità ed eccellere anche in essa. Puoi imparare ad essere carismatico, tutto ciò di cui hai bisogno è pazienza e pratica.

Mito N°2: Timidezza e carisma non si mescolano

È opinione comune che una persona timida non possa essere carismatica. Niente può essere più lontano dalla verità. Il carisma riguarda più il linguaggio del corpo che la parola. Anche se le parole contano anche, è il linguaggio del corpo che dice "Vai avanti, sono interessato a quello che stai dicendo", e questo è generalmente ciò che tutte le persone carismatiche trasmettono inavvertitamente. È sorprendente osservare quante persone carismatiche sono anche abbastanza timide nella loro cerchia di amicizie e fuori. Ciò che gli manca di "audacia", è compensato dalla cura sincera delle persone con cui interagiscono, lavorano e/o conoscono. La genuinità e la conseguente connessione, compensa la "timidezza".

Mito N°3: L'audacia è una qualità importante nelle persone carismatiche

Si ritiene che per essere davvero carismatico, devi essere audace. Non necessariamente. Una persona carismatica è guidata dai suoi sogni e quando la visione è chiara, si mette molta passione nel lavoro. La passione è talvolta fraintesa come audacia, ma tutto è convinzione e fiducia in se stessi. Tutte le persone carismatiche sono appassionate nei loro sforzi. Se a volte, le loro azioni si rivelano "audaci", è perché credono fermamente che ciò che fanno e dicono li sta portando al raggiungimento dei loro obiettivi... e normalmente hanno ragione.

Mito N°4: Una persona carismatica non fa nemici

Di tutti i miti, questo potrebbe facilmente essere il più popolare perché è più facile da credere. Chi può odiare una persona con una personalità così magnetica e tratti amabili? Sarai sorpreso di sapere che le persone carismatiche attirano l'invidia e la gelosia. L'importante è che la persona carismatica di solito si alzi al di sopra della malevolenza ovunque la incontrino, con il loro straordinario fascino ed empatia. "Empatia" è una qualità chiave della persona carismatica, può facilmente andare "dall'altra parte" e vedere "l'altro punto di vista" molto chiaramente. Una volta capito da dove proviene l'energia negativa, è facile neutralizzarla, ancora di più quando le persone carismatiche sono sinceramente interessate a raggiungere le persone e ad aiutarle in ogni modo possibile.

Mito N°5: Tutte le persone carismatiche sono leader e personaggi famosi

Mentre è vero che le persone carismatiche si elevano davvero più rapidamente rispetto alle loro controparti non carismatiche, non è vero che TUTTE le persone carismatiche sono leader e/o personaggi famosi. Alcuni vivono una vita abbastanza ordinaria. Tuttavia, una cosa che piace a tutti i carismatici è la popolarità. Sono popolari ovunque vadano e rubano lo spettacolo ovunque vadano. Le persone si sentono naturalmente attratte da loro e vogliono trascorrere più tempo possibile con loro. Un altro tratto che la maggior parte delle persone carismatiche ha, è la capacità di riuscire a far seguire il loro punto di vista. Questo è un talento che spesso li mette nella posizione di un leader, ma non tutti preferiscono esserlo.

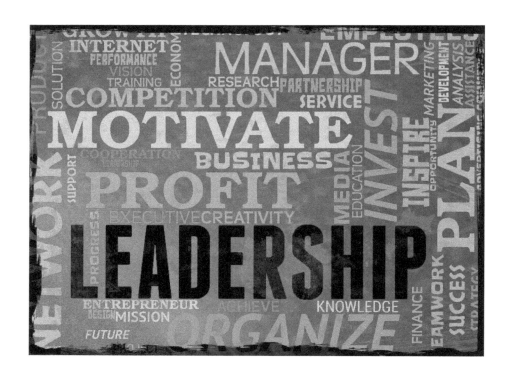

"Si è bravi a gestire quando si è bravi ad ascoltare."

Michele Apruzzese

Capitolo 2. Ridurre l'ansia sociale

P rima di soffermarci su cosa sia l'ansia sociale, daremo in primo luogo il significato dell'ansia. L'ansia, è la paura che si prova di una determinata attività o evento. Allora cos'è l'ansia sociale? L'ansia sociale è quindi la paura di interagire con altre persone nella società. Si chiama anche fobia sociale. La fobia è l'altro nome per definire la paura.

Ci sono così tante cause di ansia sociale che ne citeremo alcune per farti capire come si manifesta questo tipo di ansia. La prima causa è che potrebbe emergere dagli abusi. Ciò può derivare da abusi emotivi, fisici e sessuali. Potrebbe non importare a che età succede, ma se si subisce un abuso, si tende a chiudersi fuori dal mondo. Vivono anche nella paura delle altre persone, per questo motivo li evitano e a lungo andare, diventano solitari. Sono per lo più soli e tristi per la maggior parte del loro tempo.

Un'altra causa è che uno potrebbe aver subito bullismo. Di solito fatto a qualcuno da persone che hanno la stessa età della vittima. Questo influenza la persona fisicamente, mentalmente e psicologicamente. Il bullismo fa cicatrici a vita e questo è molto doloroso. Il loro meccanismo di coping (*in psicologia il termine* **coping**, *termine inglese traducibile con "strategia di adattamento", indica l'insieme dei meccanismi psicologici adattativi messi in atto da un individuo per fronteggiare problemi emotivi ed interpersonali, allo scopo di gestire, ridurre o tollerare lo stress ed il conflitto*) è solo per evitare altre persone. Queste persone devono sottoporsi a terapia. Questa è una causa che colpisce principalmente gli studenti.

Un'altra è quella della perdita di un genitore o qualcuno vicino a loro. Questa è la cosa più difficile che si possa subire. Colpisce in tanti modi. Tendono ad andare in un metaforico angolo buio. Non capiscono cosa stanno provando o realmente attraversando. Di solito sono situazioni molto difficili e si può decidere di allontanare le persone. Pensano che staranno meglio da soli che con gli altri al loro fianco. Questa è una delle principali cause della fobia sociale.

139

Un'altra causa sono i conflitti o la violenza in famiglia. Quando qualcuno fa parte di una famiglia che non prospera in modo armonioso, tende a mantenere le distanze dalle persone. Dal momento che uno trascorre la maggior parte del tempo da bambino con la propria famiglia, tendono a credere che le persone siano come la loro famiglia in termini di comportamento. Se la propria famiglia è violenta e instabile, questo è quello che penseranno per il mondo intero. Questo, quindi, li porta a stare lontano dagli altri a causa della paura che hanno.

Un'ultima causa è la reazione che una donna potrebbe avere dopo il parto. Le donne hanno reazioni diverse dopo il parto, questo perché sono molto diverse. Alcune donne sono felici e si accettano facilmente per quello che sono diventate. Ciò include anche i cambiamenti del corpo dopo la nascita. C'è invece un altro gruppo di donne che rispondono davvero negativamente dopo il parto. Odiano i loro corpi e trovano difficile accettarsi. Quindi evitano le persone poiché si vergognano dei loro corpi, perchè non sono più perfetti. Ciò costituisce una causa importante per l'attuale generazione.

L'ansia sociale accade ogni giorno. Succede alla maggior parte delle persone e di solito non sanno come gestirla. La cosa principale che le vittime dovrebbero usare è la terapia. Dovrebbero usare la terapia psicologica a proprio vantaggio affinché diventino normali come le altre persone.

Riprogramma la tua mentalità

Le persone spesso si chiedono che cos'è veramente la mentalità. La mentalità di una persona è il modo in cui si prendono determinate informazioni o attività nella mente, in modo positivo o negativo. Quello che qualcuno pensa è molto importante. Se qualcuno pensa positivamente o negativamente a qualcosa, fa la differenza totale. Sono i pensieri che determinano il tuo successo o i tuoi fallimenti. Sono aspetti molto importanti che la maggior parte delle persone tende a ignorare non sapendo quanto influenzano la propria vita. Sono integrati ma possono essere facilmente cambiati anche dalla persona stessa.

La prima cosa da fare è lasciare ciò a cui si è abituati. Bisogna abbandonare la zona di confort. Bisognerebbe essere aperti a provare cose nuove nella vita. Non bisogna aver paura di fare un passo grande. Ciò significa fare un passo positivo verso una cosa nuova e poi vedere cosa verrà dopo. Più ti immergi in nuove cose in modo positivo, migliori saranno i risultati che emergono alla fine. Questo è un passo molto importante da fare.

L'altra cosa è trovare persone che sono proprio come te. Ciò significa trovare persone che hanno la tua stessa mentalità. Cioè persone che condividono i tuoi obiettivi e aspirazioni. Sono persone che vedono la vita come te e la godono come te. Ti danno consigli e restano al tuo fianco, qualunque cosa possa capitare. La loro prospettiva sulla vita è abbastanza simile alla tua.

Un'altra cosa da fare è cambiare le proprie abitudini per adattarle alla nuova mentalità. È giusto che una volta che si pensa di cambiare, bisogna essere pronti a fare un cambiamento completo. Questo è in realtà un grande passo che si deve fare. Ciò consente a qualcuno di cambiare le proprie idee e il modo in cui le eseguono. Alla fine, si diventa una nuova persona, con una nuova mentalità e un nuovo comportamento. Questo dovrebbe essere fatto, se si vuole davvero mantenere la mentalità appena raggiunta, quindi è molto importante.

È bene sapere che la mentalità è la cosa che ti permette di essere fiducioso e fare cose nuove. Quando si ha una grande mentalità, anche la fiducia è grande. Ciò significa che uno può fare qualsiasi cosa e si può ottenere qualsiasi cosa. Si può provare a fare cose che non si pensava di poter fare, ma tutto dipende dalla mentalità. C'è molto di più da dire sulla mentalità e nel modo in cui funzionano gli esseri umani, ma qui si stanno dando solo pochi suggerimenti.

Pratica Assertività

L'assertività è l'arte di far valere le proprie opinioni. Si tratta di credere in te stesso indipendentemente dalla situazione. Bisognerebbe non cambiare opinione anche se si rimane soli e la pressione esercitata in quel momento è notevole. Esistono molti modi per aumentare la tua assertività. Ne discuteremo alcuni per fungere da guida da utilizzare.

Il primo modo è di non permettere a nessuno di influenzare le tue opinioni. Questo è quando tu e altri state discutendo con opinioni diverse, è importante ascoltare le altrui opinioni, ma non bisogna cambiare la propria.

La prossima è essere un buon ascoltatore. Anche se stiamo dicendo che uno non dovrebbe essere influenzato, è importante ascoltare gli altri. Le opinioni degli altri contano in ogni momento. Tutto quello che devi fare è sederti e ascoltare le loro idee e prima che tu te ne accorga, lui o lei ti ascolterà. È traffico a doppio senso.

L'ultima cosa è evitare di sentirsi colpevoli. Il senso di colpa può portarti a non fare ciò che vuoi veramente. Il senso di colpa può far dimenticare le proprie decisioni. Questo, in fondo, è qualcosa che si può facilmente evitare dopo tutto. Si dovrebbe essere orgogliosi di ciò che si decide e che si vuole provare a fare. Bisogna pensare che le nostre opinioni sono valide e giuste. Non si può semplicemente piacere a tutti. Più uno capisce questo concetto, più diventa facile essere assertivi.

Tutti gli aspetti sopra mostrano come si può essere più socievoli con gli altri. Socializzare non è così difficile ma impariamo cose nuove ogni giorno. Queste nuove cose aiutano a confrontarsi con nuove persone. È bello sapere come trattare le persone ogni volta. Più leggi e più vedi come le abilità sociali sono facili. Tutti gli aspetti funzionano in modo diverso. Ciò significa che funzionano tutti separatamente. La mentalità, l'assertività e altro, lavorano per migliorare le abilità delle persone.

Capitolo 3. Come comunicare in modo efficace

Ora che hai finito con le basi, è tempo che tu impari alcuni principi e tecniche più specifiche per renderti un comunicatore efficace. Ormai, dovresti aver capito che quando parli con qualcuno di persona, non sono solo le tue parole che contano, ma la tua posizione, il tuo tono, i tuoi gesti e il tuo volume. Inoltre, dovresti essere pienamente consapevole del processo di comunicazione e capire quanto sia importante la comunicazione.

Cose da evitare nel comunicare con gli altri

Queste sono le cose che dovresti evitare se vuoi essere bravo a comunicare con gli altri. Quando qualcuno sta cercando di parlarti, vorrai ricevere chiaramente il messaggio per evitare confusione, inoltre, vorresti che l'altra persona si sentisse a suo agio a parlarti. Le cose che sto per darti sono le cose che dovresti evitare di fare quando qualcuno sta cercando di parlarti perché fungono da barriere comunicative che potrebbero mettere a disagio le persone mentre parlano con te, oppure potrebbero essere confuse o addirittura potrebbero far volere smettere di parlare con te del tutto.

Non dare la tua completa attenzione

Ricordi che uno degli elementi del carisma è l'empatia? Devi mostrare all'altra persona che hai capito. Devi anche proiettare calore, nel senso che devi far sentire loro che ti importa di loro. Bene, se non stai prestando attenzione all'altra persona mentre parlano, allora come puoi dimostrare di capirli? Pensaci, sono sicuro che hai provato a parlare con qualcuno che sembrava essere impegnato a fare qualcos'altro. Come ti sei sentito? Pensavi che avesse capito appieno quello che stavi dicendo o avevi dubbi sul fatto che ti capisse?

Quindi, quando parli con qualcuno o quando qualcuno ti parla, lascia tutto ciò che stai facendo se puoi, e presta tutta la tua attenzione. Non far sembrare che non sei interessato a ciò che l'altra persona sta cercando di dirti perché è una di quelle cose che fa davvero pensare male. Inoltre, c'è molta probabilità che potresti non ricevere il messaggio completo se non stai prestando la massima attenzione alla persona che sta cercando di dirti qualcosa.

Respingere le preoccupazioni dell'altra persona

Quando qualcuno sta cercando di dirti qualcosa, non solo devi dare loro tutta la tua attenzione, ma devi anche tenere a mente l'empatia. Devi cercare di capire cosa stanno cercando di dirti nel giusto contesto e devi cercare di capire cosa provano per quello che ti stanno raccontando. Non solo, ma devi lasciargli finire il pensiero che stavano cercando di esprimere senza cercare di scartare le loro emozioni o preoccupazioni.

Non cercare di interromperli mentre parlano perché è un modo sicuro per mostrare la tua mancanza di ascolto. Inoltre, non cercare di cambiare argomento per evitare di parlare di qualcosa, e non provare a dire loro che le loro preoccupazioni non sono importanti. Ognuno di noi apprezza cose diverse. Ciò che è importante per te potrebbe non essere importante per un'altra persona e ciò che è importante per un'altra persona potrebbe non essere importante per te. Ma devi imparare l'empatia.

Mettiti nei panni di quell'altra persona, e se davvero non riesci a capire la loro preoccupazione, puoi chiedere chiarimenti, o almeno essere abbastanza educato da permettergli di finire quello che stanno dicendo. Non dovresti minimizzare le preoccupazioni di qualcuno e fargli sentire che quello che stanno cercando di dire non è importante. Potrebbe non essere importante per te, ma è certamente importante per l'altra persona, se si stanno sforzando di parlartene.

Giudicare

Un'altra cosa che può davvero interrompere la comunicazione è quando giudichi e critichi le persone, specialmente quando lo fai mentre parlano. Come detto in precedenza, anche se ciò di cui qualcuno parla non ti sembra importante, non significa che non sia importante per l'altra persona. Bisogna ricordare che ognuno di noi ha diversi livelli di conoscenza e comprensione. Quando giudichi basandoti solo sui tuoi pregiudizi, potresti finire per offendere l'altra persona.

Hai mai parlato con qualcuno che sembra avere una forte opinione su tutto? Non è seccante parlare con loro dopo un po'? E cosa ne pensi, quando si parla con qualcuno che sembra farti sentire come se stessi facendo qualcosa di sbagliato e che l'unico modo per fare le cose nel modo giusto è farlo a modo loro? La stessa cosa fastidiosa, vero?

Allora, cosa fai alla fine? Smetti di parlare con loro, o quando parli con loro, provi a tralasciare alcuni dettagli importanti perché non vuoi che giudichino e ti dicano di nuovo quanto ti sbagli. Se trovi fastidioso parlare con qualcuno del genere, allora dovresti evitare di essere così quando qualcuno ti parla perché alla fine nessuno vorrà dirti nulla di importante.

Dare consigli non richiesti

Siamo diretti qui, nessuno vuole sentirsi dire cosa fare o come vivere la propria vita, e non importa chi stia cercando di dirtelo. Dare consigli non richiesti può anche essere offensivo per qualcuno che sta solo cercando di sfogarsi. A volte, le persone vogliono solo essere ascoltate e dare consigli non richiesti può essere preso come un giudizio passivo.

Dare consigli non richiesti può anche risultare irrispettoso. Quando qualcuno sta cercando di parlarti e raccontarti i suoi problemi, non dovresti dare consigli quando non ti viene chiesto. Come già detto, le persone a volte vogliono solo essere ascoltate, e di solito vogliono affrontare i propri problemi e non avere qualcuno che si intromette e provare a dire loro cosa dovrebbero fare.

145

Essere tecnici

Essere troppo tecnici quando parli con qualcuno dei tuoi interessi è un buon modo per perdere il loro interesse o per renderli davvero confusi. Se sei un chirurgo che parla con altri chirurghi, allora va bene usare termini medici, ma se sei un chirurgo che parla con una persona senza conoscenze mediche, potresti finire per confondere quella persona se inizi a parlare come se stessi parlando con un altro chirurgo di un'operazione. Devi mantenere le tue parole semplici e facili da capire per l'altra persona. In questo modo, otterrai ciò che stai cercando di dire loro senza richiedere troppi sforzi.

Cose che un comunicatore efficace dovrebbe sapere

Ora che sai quali cose evitare quando comunichi con altre persone, è tempo che tu sappia le cose che dovresti fare, non solo quando qualcuno ti parla, ma anche quando parli con qualcuno. Competenze comunicative efficaci sono ciò di cui hai bisogno per influenzare le persone e proiettare davvero il tuo carisma, quindi è importante apprendere tutte le tecniche giuste.

Ascolto attivo

La prima, e forse la più importante abilità comunicativa che devi imparare non è in realtà parlare in modo fluido, ma ascoltare. Devi imparare ad ascoltare più di quanto parli se vuoi davvero essere un comunicatore efficace. Devi ascoltare perché è il modo per ottenere informazioni o conoscere ciò di cui hai bisogno per influenzare le persone in modo corretto ed efficace. Quando sei un buon ascoltatore, ti verranno fornite quasi tutte le informazioni necessarie per rendere la conversazione più interessante.

Per essere un buon ascoltatore, devi praticare quello che viene chiamato "ascolto attivo", in cui non stai solo ascoltando ciò che l'altra persona sta dicendo, ma in realtà assorbendo ciò che stanno dicendo e facendo sapere, alla persona che sta parlando, che hai capito. La prima abilità coinvolta nell'ascolto attivo è prestare attenzione. Dovrebbe essere ovvio che dovresti prestare attenzione alla persona che ti parla, e abbiamo già detto in precedenza come non prestare attenzione può essere un ostacolo alla comunicazione. Devi guardare direttamente la persona e il tuo corpo deve essere rivolto nella loro direzione.

Inoltre, non puoi semplicemente essere fisicamente lì. Devi anche essere mentalmente lì, dando attenzione all'altro, devi essere davvero lì, assorbendo ciò che l'altra persona sta cercando di dirti. Devi davvero mostrare loro che stai davvero ascoltando eliminando o minimizzando le distrazioni.

Ad esempio, in questi giorni, è difficile andare in giro senza i nostri smartphone. Le persone sono diventate così attaccate ai loro telefoni che è diventata un'abitudine guardare occasionalmente i loro telefoni anche se non c'è una notifica. Inoltre, quando ascolti attivamente qualcuno, devi mostrare loro una forma di riconoscimento del fatto che stai ricevendo il messaggio che stanno cercando di darti. Devi davvero mostrare loro che stai ascoltando.

Inoltre, devi aprire le tue emozioni e sentire davvero quello che l'altra persona sta cercando di dire e, naturalmente, devi dare la risposta emotiva corretta come un sorriso o una risata quando ciò che stanno cercando di dirti è divertente. Devi anche essere consapevole della tua postura. Ricordi il linguaggio del corpo? Devi mantenere una postura aperta quando ascolti qualcuno, per indicare che sei pronto e che il messaggio è il benvenuto. Inoltre, devi fornire feedback e rispondere in modo appropriato quando necessario.

Ciò significa che se c'è qualcosa che non capisci, lasci che la persona finisca il pensiero che stanno cercando di trasmettere, quindi fai domande per chiarire qualunque cosa tu non capisca o di cui sei confuso. Non far finta di aver capito tutto quando sei davvero confuso perché potresti finire per rispondere nel modo sbagliato perché hai frainteso le cose. E, naturalmente, devi rispondere in modo appropriato. Quando chiedono feedback, devi dare la risposta appropriata. Non puoi semplicemente dire qualcosa di casuale e, soprattutto, devi evitare di dire qualcosa che potrebbe finire per offendere l'altra persona.

Porre domande aperte

Le domande aperte sono il tipo di domande che incoraggiano le persone a continuare a parlare e fornire informazioni. Non sono sicuramente il tipo di domande a cui si può rispondere con un semplice sì o no. Le domande a risposta aperta sono come gli inviti che dai alle persone per parlare di ciò a cui sono interessati. Alla gente piace parlare di sé stessi, e più riesci a far parlare qualcuno di sé, più ti piacciono e più informazioni puoi ottenere da loro.

Quindi, quando qualcuno ti sta parlando, puoi continuare a parlare facendo domande sui dettagli di cui stavano parlando in precedenza. Ad esempio, quando qualcuno parla di come è stato meraviglioso un viaggio all'estero, puoi chiedere loro di dirti i diversi luoghi che hanno visitato. Quindi, puoi continuare con altre domande su ciò che è piaciuto di quei luoghi e cosa hanno fatto. Le domande aperte di solito iniziano con cosa, come o perché e incoraggiano l'altra persona a condividere maggiori dettagli. Ti aiuta anche a capire di più l'altra persona grazie a tutti i dettagli che stanno condividendo.

Usa il silenzio

In che modo il silenzio può migliorare la comunicazione quando dovresti parlare? La risposta a questa domanda è che spesso le persone trovano imbarazzante il silenzio e di solito cercano di trovare qualcosa di cui parlare. Invece di rispondere subito, puoi provare a tacere dopo che qualcuno ha appena detto qualcosa e, di solito, vorranno riempire il silenzio imbarazzante parlando di più. Praticamente, il silenzio, può portare l'altra persona a dover raccontare maggiori dettagli, per riempire l'eventuale silenzio imbarazzante.

Osservare

Se vuoi essere un eccellente comunicatore, devi imparare ad essere molto attento senza essere troppo ovvio. Impara ad osservare le persone anche prima che inizino a parlarti, ma fallo in modo discreto. Guardati intorno, ma non guardare le persone e non guardare dove non dovresti guardare. Inoltre, controlla la situazione e l'umore delle persone nella stanza. Questo dovrebbe darti un indizio su cosa dovresti fare, come dovresti parlare e con quali persone sarebbe interessante parlare.

Inoltre, l'osservazione è importante per vedere di cosa sarebbero interessate le persone con cui stai parlando. Se le incontri per la prima volta, puoi trovare indizi su di loro osservando con chi trascorrono la maggior parte del loro tempo, cosa indossano e qual è il loro comportamento generale. C'è così tanto che puoi imparare solo osservando attentamente e prestando attenzione ai diversi segnali sociali.

Sii aperto e onesto

Una comunicazione efficace riguarda anche la fiducia. Quando dici a qualcuno qualcosa, ti fidi che stanno ascoltando e che capiranno cosa stai cercando di dire loro. Quando qualcuno ti sta dicendo qualcosa, si aspettano la stessa cosa da te. Più ti fidi di qualcuno, più sei disposto a dirgli le tue cose. Ma come puoi incoraggiare qualcuno a fidarsi di te, specialmente quando hai incontrato la persona solo per la prima volta? La risposta è che li incoraggi a fidarsi di te essendo aperti e onesti con te stesso e con la tua conversazione.

Devi essere disposto a dare prima di poterti aspettare di avere qualcosa in cambio, e questo non è solo vero con doni e favori, ma è anche vero con la comunicazione. Devi dare loro le informazioni prima di avere informazioni in cambio. Quello che voglio dire è che devi essere aperto e accogliente qualunque sia la loro opinione e il loro punto di vista, e devi essere onesto con le tue risposte se stanno cercando di farti delle domande.

Non c'è niente di meglio che essere sinceri quando qualcuno ti sta parlando. Li fa sentire a proprio agio nel parlare con te e sarebbero disposti a dirti cose che normalmente non diranno ad altre persone. Inoltre, se stai in guardia o se non sei sincero con le tue risposte, le persone potrebbero non fidarsi di te ed evitare di interagire con te, il che non significa essere un comunicatore efficace.

Rispecchiare

Hai sentito parlare del detto "uccelli della stessa piuma si accalcano insieme", giusto? Bene, questa particolare tecnica consiste nel cercare di far sembrare all'altra persona che sei un uccello della stessa piuma. Fondamentalmente, alla gente piacciono le altre persone che hanno molto in comune con loro. Ecco perché hai molto in comune con i tuoi amici e tutte le altre persone che ti piacciono. Ti senti come se fossero spiriti affini che possono capire come sei come persona. Ti senti come se potessi fidarti di loro perché hai valori condivisi o tratti della personalità. Bene, rispecchiare è una tecnica per mostrare a una persona con cui stai parlando che hai qualcosa in comune. Aiuta molto a stabilire un rapporto e farli sentire a proprio agio nel parlare con te.

Fondamentalmente, rispecchi i loro gesti e il modo in cui parlano. Quando sorridono, sorridi. Quando agitano le braccia, agiti le braccia. Quando parlano in fretta, parli in fretta. Quando parlano piano, tu parli piano. Non devi imitarli esattamente o fare uno sforzo per copiare davvero i loro gesti in quanto sembrerebbe sia imbarazzante che potenzialmente fastidioso. Basta creare una propria versione e non sembrare ovvio, in modo che l'altra persona non noterà che la stai copiando. Se lo fai nel modo giusto, vedrai un enorme miglioramento nelle loro opinioni su di te. Ecco perché un gruppo di amici ride insieme e ha quasi la stessa cadenza nel modo in cui ridono. È perché hanno molte cose in comune. Rispecchiarsi è fondamentalmente il tuo tentativo di cercare di imitare questa sincronizzazione in modo che possano inconsciamente identificarti come uno dei loro amici.

Usa l'umorismo

Quasi a tutti piace ridere. Fai ridere qualcuno e quasi sempre piacerai. È perché allenta la tensione, rilassa e fa divertire. Se hai un buon senso dell'umorismo, non sarai mai noioso nella tua compagnia e puoi dire molte cose, anche non necessariamente positive, sotto una luce migliore. Ovviamente, questo non significa che devi sempre fare battute. Vuoi essere una figura carismatica, non un pagliaccio. Ciò che intendo è che devi sviluppare il tuo senso dell'umorismo in un modo che appaia naturale e appropriato alla situazione. Certo, far ridere la gente e imparare a fare battute su qualsiasi cosa è una vera abilità e farà divertire le persone intorno a te. Ma devi anche tenere a mente che non puoi essere visto come un pagliaccio. Ridi dei tuoi stessi errori, non degli altri. Inoltre, solo perché stai cercando di essere divertente non ti dà una scusa per essere cattivo o dispregiativo. Inoltre non significa che devi fare battute sessuali, quelle sono sempre molto rischiose e dovrebbero essere riservate solo agli amici più cari, in un ambiente più privato. Devi mantenerlo il tuo umorismo pulito e appropriato.

Sii generoso con l'approvazione

Quando sei a una festa, tendi a uscire di più con le persone che conosci, che sono come te e che ti approvano, giusto? Allo stesso tempo, cerchi di evitare le persone che non fanno altro che criticarti. Per essere una persona carismatica, devi assicurarti di far sapere alle persone che le approvi. Devi mostrare loro che stai bene con loro e che li accetti così come sono. Non puoi andare in giro e far capire alle persone che non ti piacciono. Invece, devi fargli sentire di essere un tutt'uno con loro, di sostenere ciò che stanno facendo e di credere in loro. Se vuoi sviluppare il tuo carisma, devi imparare ad apprezzare le persone e mostrare loro che lo fai.

Mantenere il contatto visivo

Quando parli con qualcuno di una questione seria e non ti guardano direttamente, senti che ti stanno dando tutta la loro attenzione o finisci per chiederti se ti stanno ascoltando davvero? Quindi, quando ascolti qualcuno, fai in modo di non farti chiedere se stai prestando attenzione a quanto ti stanno dicendo. Devi guardare negli occhi quando parli con loro. Il significato principale di ciò è che mantenendo il contatto visivo, stai dimostrando di prestare loro attenzione. Inoltre, darà loro l'impressione che ciò che stai dicendo sia importante e che tu sia sincero e onesto. Non lasciarti distrarre da altre cose e non lasciare che i tuoi occhi vaghino. Guarda la persona negli occhi.

Usa il loro nome

Alla gente piace il suono dei loro nomi. Ricorda, chiamali col nome che usano se ti dicono come chiamarli, e non con il loro nome legale. Ad esempio, mi presento a te dicendo: "Ciao! Sono Antonio Rossi, chiamami pure Nino". Dovresti usare "Nino" invece di "Antonio" quando ti rivolgi a me. Quindi, quando inizi una conversazione, inserisci i loro nomi nelle parti appropriate della conversazione. Questo ha l'effetto di farli sentire importanti perché hai fatto uno sforzo non solo per memorizzare il loro nome ma anche per chiamarli con il nome con cui si sentono a proprio agio.

Lascia il tuo ego fuori dalla porta

Ci sono alcune persone che vogliono sempre parlare di loro e dei propri successi. Magari ancora non ti conosco bene, e quindi la cosa rischia di essere alquanto fastidiosa. Una persona a cui piace solo parlare di sé stessa può essere molto fastidiosa. Quindi, se stai cercando di essere una persona carismatica, devi imparare a non parlare troppo di te stesso. In effetti, molte persone carismatiche sono molto umili e parlano solo di sé stesse solo quando viene chiesto, e se parlano di sé stesse, di solito è solo per rispondere brevemente alla domanda. Le persone carismatiche non hanno bisogno di parlare di sé stesse, perché lasciano che i loro risultati parlino per loro. Qualcuno a cui piace solo vantarsi e continuare a parlare di sé, proietta l'egoismo e la mancanza di interesse per gli altri.

Un altro aspetto negativo trasmesso dal tuo ego, è quando a qualcuno non piace ammettere di aver sbagliato o di non voler essere corretto. A volte, hai semplicemente sbagliato, e va bene, ma non insistere sull'avere ragione anche quando hai già avuto torto. Inoltre, non "spostare" l'intera conversazione tutta su di te. Ricorda, riconosci le altre persone nella conversazione e lascia che anche loro parlino.

Lascia che l'altra persona finisca

Anche questo fa tecnicamente parte del lasciare il tuo ego fuori dalla porta, ma è qualcosa che deve essere affrontata chiaramente perché è molto importante. Questo perché interrompere qualcuno mentre sta ancora cercando di esprimere il suo punto di vista è molto scortese. Non importa se pensi che sia sbagliato quel che sta dicendo, dovresti almeno farlo finire di parlare, prima di, eventualmente, esprimere la tua opinione. Sono semplicemente buone maniere. Non credo ti piacerebbe essere interrotto mentre stai parlando, giusto? Quindi non interrompere qualcuno nel bel mezzo del pensiero che sta cercando di esprimere. Se hai domande, lascia che finiscano prima di porle. È solo una questione di rispetto. Le migliori conversazioni avvengono quando le parti coinvolte nella conversazione mostrano rispetto reciproco.

Sii positivo

Essere positivi non significa necessariamente essere ottimista. Principalmente, significa che si mantiene la conversazione allegra. Se hai mai avuto una conversazione con qualcuno a cui piace lamentarsi molto e vuole sempre e solo parlare dei propri problemi, allora sai come ci si sente. Se cerchi di essere carismatico, non puoi parlare delle tue lamentele e delle cose negative. Inoltre, devi mantenere la conversazione spensierata e bonaria. Se senti che la conversazione sta prendendo una svolta negativa, devi lavorare per trasformarla in una più positiva. Sii quella persona che parla sempre di cose positive. Trasforma l'umore di tutti in quello positivo essendo te stesso positivo. Non iniziare o non unirti alle lamentele delle persone.

Sii entusiasta

Quando comunichi con le persone, prova a proiettare un'aria di entusiasmo come se fossi felice di incontrarli e che non vedevi l'ora di parlare con loro. Sii il tipo di oratore che fa sentire le persone entusiaste di ciò di cui stai parlando. Fallo rendendo il tuo tono più eccitato e il tuo linguaggio del corpo un po' più animato. È contagioso e farà sentire entusiasti anche gli altri che ti ascoltano. Essere entusiasti ti rende anche una persona che non rischia di essere noiosa. Se hai mai parlato con qualcuno a cui sembra mancare l'energia, saprai che la conversazione può diventare noiosa molto velocemente. Quindi, per evitare di essere noioso e per far andare bene la conversazione e aumentare la tua simpatia, devi mostrare energia ed entusiasmo.

Mettiti al loro livello

Hai mai parlato con qualcuno che tende a dominare e ti guarda con aria preponderante? Come ti sei sentito a parlare o addirittura a stare con quella persona? Scommetto che non è stato divertente. Se la persona sembra parlare da una posizione superiore a te, nasce quella sensazione di disagio. Quindi, per evitare di mettere le persone a disagio quando trattano con te, devi porti al loro livello. Ciò significa che quando parli con qualcuno, devi cercare di non dare l'impressione di avere un'aria di superiorità come se fossi migliore di loro. Per essere chiari, non stiamo dicendo che bisogna dire parolacce o di parlare come una persona maleducata se l'altra persona parla bruscamente e usa parolacce. Quello che stiamo dicendo è che non dovresti sembrare come se fossi sopra di loro e non usare parole e grammatica eccessivamente complicate. Cerca di parlare in modo da usare parole che possano facilmente capire e farli sentire a loro agio.

Capitolo 4. Imparare l'arte dei piccoli discorsi

S e vuoi percorrere il sentiero carismatico, ecco una delle cose che dovresti padroneggiare, ovvero i piccoli discorsi. Una volta che apprendi l'arte dei piccoli discorsi, avviare conversazioni con praticamente chiunque, ovunque tu sia, sarà un gioco da ragazzi. Questa è una delle cose importanti che dovresti sapere, quindi continua a leggere e scopri come dominarla.

Il senso delle chiacchere

Forse ti starai chiedendo quali sono i piccoli discorsi e perché è molto importante conoscerli. La risposta è: i piccoli discorsi sono come porte della tua vita. Chiudi gli occhi per un momento e pensa ai tuoi amici, ai tuoi amici più cari, ai migliori amici o solo ai tuoi conoscenti. Prova a immaginare la prima volta che li hai incontrati. Quando l'hai fatto, è stata una conversazione istantanea, del tipo personale? La risposta è molto probabilmente no. Solitamente inizi con conversazioni semplici e di piccole dimensioni. Il motivo per cui le chiacchiere sono molto importanti è proprio per questo. Ogni relazione inizia con esse.

Sii accessibile

Una delle cose che puoi fare per avere più possibilità di fare due chiacchiere con qualcuno è essere accessibile. Devi essere una persona accessibile, vestirti in modo tale da sembrare amichevole e con cui è facile parlare. Dopotutto, se assomigli a qualcuno che è arrabbiato o infastidito, nessuno vorrebbe provare a parlare con te e avrai facilmente fallito. Scegli il look casual con colori caldi, decora il tuo volto con un bel sorriso, abbastanza grande da far pensare alle persone che sei affascinante, non molto grande da far pensare alle persone che sei strano.

Fai la prima mossa

Per essere una persona carismatica, non devi aspettare che le persone raccolgano il coraggio di parlare con te, non importa quanto tu sia accessibile. Dovresti sempre provare ad essere quello che farà la prima mossa. Quando vedi qualcuno che è solo o vedi un conoscente che sta aspettando l'autobus, prova a iniziare una conversazione. Non ti farà mai male provare, anche se il modo in cui ti avvicini può variare a seconda di chi sia quella persona. Ecco alcuni suggerimenti su come effettuare la prima mossa a seconda del livello della relazione con la persona.

Persone a caso

Per le persone che hai appena incontrato o per le persone che incontrerai in futuro, o per le persone chiaramente casuali, puoi iniziare dicendo "Ciao" e presentarti. In questo modo gli farai pensare che sei qualcuno di cui ci si può fidare. Ora che ti conoscono, non sarai solo un estraneo per loro. Il prossimo passo è provare e iniziare una conversazione per vedere come va.

Conoscenti

Per i conoscenti, sarebbe molto più facile iniziare una conversazione sapendo che tu e quella persona avete qualcosa in comune. Inizia il tuo discorso con questo. Una volta che hai l'umore giusto in corso, puoi provare e cercare un altro argomento per elaborare ulteriormente la tua conversazione.

Amici

Questa è la conversazione più semplice da iniziare tra le tre. Tutto quello che devi fare è parlare con loro come fai di solito e dire loro cose che non hai ancora detto loro. Sono sicuro che la conversazione porterà esattamente dove vuoi tu.

Dai piccoli dettagli agli argomenti costanti

Come inizi i piccoli discorsi e come continui i piccoli discorsi? Ecco alcuni suggerimenti su come farlo.

Condividi le tue esperienze

Quando conosci già i nomi degli altri, puoi iniziare condividendo una delle tue esperienze preferite. Può essere uno dei tuoi momenti imbarazzanti o uno dei migliori momenti della tua vita. Praticamente può essere in qualsiasi momento tu voglia condividere, ma senza voler prevalere nella conversazione.

Trova qualcosa in comune

Per allungare la conversazione, devi trovare qualcosa che ad entrambi piaccia. Puoi iniziare chiedendo degli hobby, o cosa piace fare alla persona con cui stai parlando nel suo tempo libero o cosa gli piace fare di più. Può trattarsi di un film che è stato recentemente proiettato o di una serie che pensi che probabilmente abbia già visto o che sia ancora in corso ma abbastanza interessante. Una volta trovato quell'interesse comune, sarebbe più facile seguire il passaggio successivo.

Costruisci la conversazione

Una volta che hai un argomento in corso, devi sviluppare la conversazione in modo che possa durare più a lungo se lo desideri. Può estendersi anche ad altri argomenti, purché tu faccia le domande giuste.

Conoscere le domande di follow-up (azione supplementare)

Quindi quali sono le domande giuste da porre dopo aver trovato gli interessi comuni? Di che tipo di cose dovresti parlare per sostenere la costruzione della tua conversazione? Inizia a pensare alle tue domande di follow-up man mano che la conversazione si sviluppa.

Chiedi cose rilevanti

157

Abbastanza semplice, devi solo chiedere cose rilevanti per il tuo argomento o che in qualche modo amplieranno il tuo argomento. Questo passaggio è come aggiungere olio al fuoco, in modo che il fuoco risplenda ancora più intensamente.

Ricorda di lasciare domande aperte

Non porre domande a cui è possibile rispondere facilmente con un sì o un no. Farlo renderebbe le cose noiose. Cerca di porre domande aperte che indurranno la persona con cui stai parlando a dare risposte lunghe, dettagliate e ben spiegate.

I nomi sono qualcosa da ricordare

Questa è una delle cose più importanti durante le conversazioni. Fai del tuo meglio per ricordare il nome della persona con cui stai parlando. È molto doloroso quando qualcuno dimentica chi sei, e se sai esattamente cosa si prova, non farlo accadere con gli altri.

Capitolo 5. Comunicazione carismatica

L a maggior parte delle volte, gli oratori pubblici trovano difficoltà a dimostrare al loro pubblico che hanno quella "fiamma" che li entusiasmerà. Tuttavia, ottenere carisma in pubblico in realtà va oltre l'essere carismatico. Sebbene sia un'abilità apprendibile, richiede molto duro lavoro. È un'aura preziosa e magica.

Praticare il carisma nel parlare in pubblico

Proprio come in molte altre iniziative nella vita, esibire carisma nel parlare in pubblico è qualcosa che ogni appassionato oratore pubblico può imparare. È proprio come quando ti senti a tuo agio con la tua pelle. Ci sono casi in cui le persone non sono felici con la propria pelle, ma certamente possono imparare ad abbracciare sé stessi con fiducia. Questo è lo stesso con il carisma. Ecco i modi in cui una persona può imparare e praticare il carisma nell'arte di parlare:

Il carisma è dominante nella tua zona di comfort

Se pensi che il tuo carisma per parlare in pubblico sia bloccato da qualche parte e ti stai chiedendo dove potrebbe essere, dovresti raggiungere quei luoghi in cui ti senti più a tuo agio. In genere, tutti hanno un luogo in cui si trovano maggiormente in pace. Potrebbe anche essere in mezzo a persone con le quali sentiamo di "fluire" di più. Con queste persone, o in questi luoghi, scopriamo che tutto diventa molto più semplice e persino le parole escono più giuste. Qui c'è molta gioia e risate, e siamo maggiormente riconosciuti da coloro che ci circondano perché sono interessati alle cose che vogliamo dire. Questi sono i luoghi in cui è più facile per noi accedere al nostro carisma interiore.

I fattori più importanti nel carisma per parlare in pubblico sono:

· Sentirsi rilassati

· Presa in carico della situazione

· Fare spazio affinché si manifestino i tuoi tratti unici

Trova la tua spezia peculiare di carisma

Alcune persone hanno una percezione errata del carisma. Questa percezione nasce da una mentalità fissa di cos'è il carisma. Quando si pensa al carisma, le prime cose che probabilmente verranno in mente sono la fiducia, il potere, un sorriso luminoso, una personalità elegante o una persona divertente. Parlando in pubblico, il carisma non è qualcosa che indossi in faccia. Anche se cerchi di indossare il look, se non è il tuo stile, potrebbe non funzionare in modo efficiente per te. Mentre altri possono manifestare carisma sorridendo ed essendo divertenti, forse il tuo è essere intellettuale, lucido, brillante e insolito o qualcosa di completamente diverso da quello a cui le persone sono abituate. Tutto quello che devi fare è scoprire quale spezia di carisma è la tua. Ciò che funziona per te potrebbe non funzionare per altri e viceversa.

Crea una caricatura carismatica e gioca con essa

Una volta che sei stato in grado di capire come sei quando sei al meglio, puoi quindi convocare quella parte di te nella tua vita in pubblico. Il modo migliore per farlo è fare una caricatura carismatica di te stesso analizzando il tuo carisma naturale. Quando lo fai, però, dovresti stare attento a mantenere la tua originalità. Questa caricatura sei tu, ma una versione esagerata di te. Quando ti immagini in piedi su un palco davanti a un pubblico, pensa che stai rappresentando le tue qualità di fronte al tuo pubblico. Con i tuoi attributi e caratteristiche unici, le persone saranno in grado di relazionarsi con ciò di cui sei fatto, e questo ti aiuterà a diventare una versione completa di te stesso. Ti aiuterà anche a riflettere su te stesso nel tuo io naturalmente vibrante. Il pubblico, a sua volta, sarà in grado di ricordarti e anche il tuo messaggio diventerà indimenticabile per loro.

Scopri i tuoi attributi carismatici

Gli oratori carismatici non hanno mai paura di adottare nuovi stili finché il loro pubblico sarà in grado di identificarsi con lo stile. Devi ricordare che alla gente piace sapere cosa incontreranno quando stanno ascoltando un oratore, quindi va bene avere uno stile unico.

Pensa alle cose che il tuo pubblico incontrerà quando ti sentiranno parlare:

· È la tua natura che ti assicura di dire sempre la verità?

· Sei l'oratore vivace che è sempre pieno di vita?

· Sei quel relatore che porta esempi per ogni discorso?

· Sei un oratore vulnerabile che è facilmente penetrabile mentre parli?

· Coinvolgi sempre il pubblico nel tuo discorso?

Qualunque sia la tua qualità, se hai dato al tuo pubblico una cosa su cui possono sempre contare, questo ti farà vedere come uno che ha carisma. Cerca di fare tutto il possibile per rinforzare la positività in te e stare lontano dai sentimenti negativi che formeranno un muro tra te e il tuo pubblico. Ricorda che il dialogo interiore negativo costituisce una grande barriera tra te e il pubblico. Pertanto, sfida quel demone interiore che ti trattiene e conversa con il tuo carisma come se fosse il tuo migliore amico. Quando entri nella stanza, sii te stesso e assicurati di trasudare carisma in ogni modo possibile.

Sii autentico

Il carisma non è qualcosa che può essere simulato. È un attributo che viene dall'interno, una motivazione genuina e positiva. È un insieme importante di credenze che influenzano e guidano le azioni di una persona. Se non sei autentico, ogni sforzo che fai per essere carismatico sarà inutile. Generalmente, le persone carismatiche sono empatiche e mettono al primo posto i bisogni delle altre persone, spingendo a generare relazioni positive con gli altri, quindi per essere carismatico, devi essere veramente appassionato agli altri.

Ottieni intelligenza emotiva

L'intelligenza emotiva è la capacità di una persona di comprendere e tenere traccia delle proprie emozioni e di quelle delle altre persone. Questa comprensione viene utilizzata per tenere traccia del loro personaggio. Una persona che può sviluppare l'intelligenza emotiva lo manifesta attraverso la consapevolezza di sé stesso, può domare o regolare sé stesso e anche costruire abilità sociali di qualità. Una persona emotivamente intelligente è empatica e ha un'innata capacità di motivare e spingere sé stessa. Queste qualità sono qualità inesauribili di un leader o di un buon oratore pubblico e ci si aspetta che una persona carismatica abbia intelligenza emotiva.

Essere concentrato

Ricorda che essere un buon oratore pubblico richiede concentrazione, ma potrebbe essere abbastanza difficile da raggiungere. L'attenzione per una persona carismatica significa che deve chiudere le orecchie alle distrazioni e prestare attenzione ai bisogni del suo pubblico e di tutti quelli che lo circondano. È avendo focus che un oratore può notare quando inizia ad annoiare i suoi ascoltatori, e quindi capire se ha bisogno di scuotere un po' le cose. È rimanendo concentrato che un oratore vede eventuali opportunità, risolve problemi e fa le cose un passo alla volta.

Presenza della leadership del progetto

Non si può negare il fatto che il nostro aspetto, il modo in cui parliamo, il modo in cui ci vestiamo e la nostra spinta, è il modo in cui saremo affrontati. Quando parli, assicurati di avere un linguaggio del corpo

162

rilassato. Essere tesi indica tensione. Non dimenticare anche di sorridere. Quando parli, assicurati di usare il potere dinamico della tua voce per far sentire la tua presenza. A seconda di ciò che è accettabile nel tuo settore, devi vestirti secondo i modi socialmente accettabili per un leader ideale.

In genere, un olimpionico impiega molte ore per perfezionare le proprie capacità prima di presentarsi per competere nel D-day, ed è questa pratica che porta gli atleti al loro livello di prestazioni. In questo caso, devi chiederti, perché le persone pensano di poter sfuggire agli investimenti per ottenere nuove competenze di qualità? Tutti i suggerimenti che sono stati menzionati in questa sezione valgono la pena di essere praticati, quindi devi esercitarli costantemente per metterli in pratica. Di conseguenza, diventerai più carismatico nel parlare, oltre che nella leadership.

Qualità di un oratore carismatico

Parlare in pubblico per la maggior parte delle persone può essere terrificante poiché la maggior parte tende a diventare ansiosa al solo pensiero. Se però, hai una profonda volontà di crescita della tua carriera, dovrai concentrarti sul garantire che la tua voce sia ascoltata, e parlare in pubblico è il modo migliore per farlo. Comporta condividere i tuoi pensieri e le tue idee con un buon numero di persone e mantenere la testa alta, anche in mezzo a una folla di professionisti. Sebbene tu possa avere la volontà e tutte le giuste motivazioni per farlo bene, se non hai le competenze adeguate per farlo è probabile che nessuno presterà attenzione a quello che hai da dire, e non riceveranno il messaggio che desideri trasmettere.

Ecco alcune qualità che devi possedere come oratore pubblico:

Fiducia

I relatori fiduciosi hanno sempre le seguenti caratteristiche: competenza, credibilità, intelligenza, conoscenza, simpatia e credibilità. Queste sono le qualità che rendono l'oratore più credibile per il suo pubblico rispetto a coloro che non sono così sicuri. Nell'arte del parlare in pubblico, la fiducia è un fattore molto importante, sebbene non sia l'unica. Quando ti presenti davanti a una folla per tenere un discorso, è molto naturale che una persona sia nervosa, ma puoi superare l'ansia con eccitazione o autenticità:

Eccitazione: se sei entusiasta del discorso che pronuncerai, la sensazione che otterrai ti aiuterà a rimanere al di sopra di ogni forma di nervosismo che potrebbe esistere durante la tua presentazione. Secondo gli studi, coloro che scelgono di prendere il loro nervosismo come una sensazione di eccitazione si sentiranno più a loro agio quando parlano.

Autenticità: devi essere il tuo vero io quando ti presenti davanti a un pubblico, anche se ciò significa che devi allontanarti dalla presentazione che hai preparato. Sebbene tu debba esercitare il tuo discorso il più costantemente possibile, devi stare molto attento a non memorizzare ciò che hai praticato perché memorizzarlo può farti armeggiare in alcune parti di esso se in qualche modo senti di non aver detto qualcosa di giusto. Se desideri eccellere nel parlare in pubblico, devi provare a fare molto di più che superare la sensazione di nervosismo. L'autenticità è un fattore essenziale nel parlare in pubblico e ogni oratore deve cercare le migliori strategie che lo aiuteranno a diventare autentico.

Passione

Se devi trasmettere un messaggio al tuo pubblico, durante il tuo discorso devi essere molto appassionato del tuo argomento. Se non sei appassionato, la tua presentazione non avrà alcun significato. Mentre parli con il tuo pubblico, devi riflettere un alto livello di sincerità nelle tue emozioni. Questo è l'unico modo in cui la tua presentazione li raggiungerà e li colpirà. Tutto quello che devi fare è impostare la tua mente sul modo in cui senti te stesso e quelli con cui stai parlando.

Durante le presentazioni sul posto di lavoro, può essere un po' difficile mostrare passione per un argomento, specialmente quando non sei impegnato nell'attività che devi presentare. A volte, se devi mostrare passione per l'argomento che devi presentare anche se non ne sei appassionato, puoi fare qualche ricerca sull'argomento per vedere se è possibile trovare cose che ti interessano sull'argomento.

Discorso in voce naturale

Se sembri falso o troppo perfetto, perderai la possibilità di connetterti con il tuo pubblico o interrompere qualsiasi connessione già acquisita. In generale, dovresti parlare solo in modo colloquiale. Cerca solo di essere naturale. Se, in qualità di oratore, speri di essere più coinvolgente, dovresti evitare di parlare in un modo che faccia sembrare che hai provato un po' troppo il tuo discorso. Ciò non significa che non dovresti tenere il passo con il ritmo e l'inflessione mentre pronunci il tuo discorso. Per fornire il ritmo appropriato, dovresti registrarti mentre ti alleni e quindi ascoltare il discorso in un secondo momento. In questo modo, sarai in grado di prendere nota dei punti in cui sembravi non autentico.

Essere brevi e precisi

Indipendentemente dalla quantità di tempo che ti è stato concesso per pronunciare il tuo discorso, cerca di mantenerlo breve. Non devi necesariamente usare tutto il tempo che ti è stato dato. Passa tutte le informazioni necessarie e sfrutta il tempo rimanente per il confronto. Il tuo obiettivo durante un discorso è quello di provare a far passare il tuo pensiero, e potresti non aver bisogno di un'ora intera per farlo, quindi quando pensi di aver raggiunto il tuo obiettivo, puoi semplicemente concludere. Devi solo assicurarti che il tuo pubblico possa accogliere ed elaborare il tuo discorso più facilmente, se completi prima, potresti sfruttare il tempo rimanente per soddisfare le loro curiosità.

In una ricerca condotta da Dianne Dukette e David Cornish nel 2009, è stato scoperto che gli esseri umani sono in grado di mantenere l'attenzione per una media di circa 20 minuti. Ciò significa che una presentazione che dura più di 20 minuti deve essere suddivisa in sezioni più piccole, con circa 20 minuti per sessione.

Legame con il pubblico

Quando pronunci un discorso, trattalo come una conversazione. Ciò significa che dovrai trasmettere il messaggio che hai in mente alle altre persone. Per questo, non importa se hai un pubblico grande o piccolo. Il problema risiede nel semplice fatto che tutti sono soggetti a ricevere una grande quantità di informazioni in breve tempo, quindi come oratore, potrebbe essere un po' difficile per te filtrare tutte le distrazioni e assicurarti che il tuo pubblico ascolti quanto hai da dire.

Mentre parli, è possibile che le persone abbiano a che fare con telefoni, laptop o tablet perché sono occupate a rispondere alle e-mail, a navigare in Internet o a cercare di capire chi sei. Potrebbero anche prendere appunti su quello che stai dicendo, ma è compito tuo affascinarli abbastanza da indurli a tralasciare i loro dispositivi e ascoltare ciò che stai dicendo. Magari non puoi chiedere loro di spegnere i telefoni, ma puoi farglieli dimenticare dando vita a un'atmosfera eccitante e coinvolgente.

Di seguito sono riportati alcuni suggerimenti su come connettersi con il pubblico:

· Raccontare loro storie

· Tieni a mente il tuo target di riferimento

· Essere consapevoli dell'energia nella stanza

· Sii disposto a prenderti in giro ogni tanto

· Sviluppare un linguaggio del corpo efficace

Narrativa

Essere un buon narratore è uno dei modi migliori per coinvolgere il tuo pubblico. Questo è un punto importante nel parlare in pubblico che non si può semplicemente trascurare, e non si può nemmeno enfatizzare. È uno strumento affidabile che alcuni dei migliori oratori della storia hanno usato per connettersi con il loro pubblico. Questa tecnica viene utilizzata per creare un'atmosfera che consenta al pubblico di ascoltare l'oratore più facilmente. Fa sentire il pubblico come se l'oratore non stesse cercando di inviare loro informazioni nella speranza che le ricordino.

Le presentazioni migliori e più divertenti sono quelle che non sembrano presentazioni ma storie che vengono raccontate da persone che hanno esperienze entusiasmanti da condividere. Queste storie possono essere prese dalle tue stesse esperienze, oppure possono essere storie classiche che possono aiutare il tuo pubblico a relazionarsi con la tua presentazione in un particolare contesto. Prendi la maggior parte dei discorsi TED più popolari/influenti, per esempio. Molti di loro sono influenzati dalle storie e questo è uno dei motivi per cui si distinguono. Se devi raccontare una storia, assicurati che sia comprensibile e facile da ripetere. Le storie sono sempre molto facili da attaccare alle menti delle persone, quindi quando scrivi il tuo discorso, considera le cose che devi trasmettere per permetterti di stabilire un contesto che il tuo pubblico capirà.

Ripetizione

Le ripetizioni vengono utilizzate per garantire che i tuoi ascoltatori lascino la riunione con il punto focale della presentazione. Aiuta a essere sicuro di essere stato chiaro e aiuta il pubblico ad abbracciare l'idea. Per poter utilizzare ripetizioni efficaci nella tua presentazione, devi capire qual è il punto principale della tua presentazione, che speri di trasferire alle menti del tuo pubblico.

Pratica Costante

Hai mai sentito una persona dire che desidera rimanere autentico durante un discorso, ma non vuole esercitarsi in anticipo? Anche se questo può sembrare un po' contraddittorio, la verità è che più pratichi il tuo discorso, più puoi ottenere spontaneità durante la presentazione reale. Tutto quello che devi fare è assicurarti di esercitarti nel modo giusto. Assicurati che durante ogni pratica, puoi prendere in considerazione il tuo ambiente, così ti eserciti come se ci fosse un pubblico davanti a te mentre ti stai esercitando. Non commettere l'errore di sfogliare la presentazione mentre sei in movimento, poiché è più probabile che ti faccia più male che bene. Praticando, ti sentirai più sicuro e sembrerai più autentico. Pertanto, creerai una buona possibilità di connetterti con i tuoi ascoltatori.

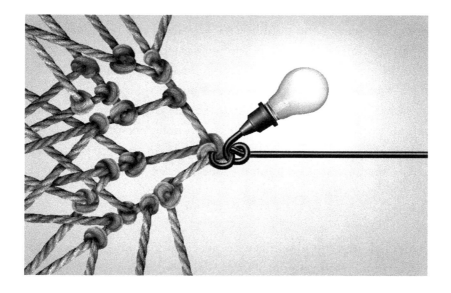

"Molti ascoltano per rispondere, io ascolto per capire."

Pina Frazzica

Capitolo 6. Perché socializzare è così difficile?

S e il pensiero di rimanere in pubblico per lunghi periodi di tempo ti rende ansioso, sappi che non sei solo. Molte persone hanno difficoltà a socializzare, anche quando hanno il desiderio di essere social. Non c'è niente di sbagliato in te o nel modo in cui operi, alcune persone hanno un livello più alto di sensibilità. Se socializzare ti rende ansioso, allora sei probabilmente un introverso. Un malinteso comune è che tutti gli introversi sono persone timide che non desiderano uscire di casa. Anche se a volte potresti sentirti in questo modo, questa non è la definizione corretta di introverso. Essere introverso significa ricaricarti quando sei solo. Questo è il momento in cui senti di poter ottenere più energia. La socializzazione probabilmente ti prosciuga perché ti sembra di lavorare e può essere un compito per la tua energia mentale ed emotiva. Non devi necessariamente essere timido per essere considerato un introverso. Anche se non hai bisogno di etichettarti, è comunque importante capire da dove proviene il tuo comportamento. Essere introverso non cambia necessariamente il modo in cui devi condizionarti se desideri migliorare la socializzazione. Le etichette non cambieranno nulla di te o del modo in cui ti senti, ma potrebbero permetterti di capire meglio le tue tendenze naturali. Questo è tutto un processo per avere una migliore comprensione in modo da poter accettare te stesso.

Come sfidare il tuo critico interiore

Saper silenziare la negatività ti aiuterà a superare il modo in cui sei critico con te stesso. Seguendo questi passaggi di base, ti sentirai più potenziato e capace di socializzare con gli altri, accettando contemporaneamente te stesso. Superare questo punto è un grande risultato di cui puoi essere orgoglioso. Siamo un po' tutti, i nostri peggiori critici. Cambiando la tua narrativa interiore, scoprirai che i tuoi pensieri possono effettivamente fare molto per potenziarti

1. Sviluppa consapevolezza: può diventare molto facile ignorare ciò che i tuoi pensieri ti stanno dicendo. Quando lavori per superare le tue tendenze ignare, i tuoi pensieri possono davvero insegnarti molto sul perché potresti essere così critico con te stesso. La paura del fallimento di solito va di pari passo con un duro critico interiore. Diventando consapevoli di ciò che ti alimenta, troverai il modo di riprendere il potere. Riconosci perché sei come sei, e lavora per accettarlo come un fatto. Non devi cercare di trasformarti in qualcuno che pensi che gli altri vogliano vedere. Impara ad accettare le tue qualità per quello che sono e pensa a ciò che ammiri o ami di più di te stesso.

2. Non torturarti: quando si commette un errore o si verifica un errore, diventa facile riprodurre ripetutamente queste immagini nella tua testa. Puoi impazzire pensando alle cose che avresti voluto fare diversamente. Esci da questa abitudine il più rapidamente possibile perché questo è ciò che alimenta di più il tuo critico interiore. Se commetti un errore, impara dall'esperienza e concentrati sulla soluzione in modo che non accada di nuovo. Anche se potrebbe avere un forte impatto, ciò non significa che debba ostacolarti. Accetta che sia successo e vai avanti. Quando ti soffermi sul passato, diventa più difficile concentrarti sul presente e sul potenziale di ciò che potrebbe accadere in futuro.

3. Fai finta di consigliare un amico: il consiglio che daresti a un amico che è troppo duro con sé stesso è probabilmente un consiglio prezioso da seguire anche per te. Immagina cosa potresti dirgli per alleviare le sue preoccupazioni. Ora, dì a te stesso tutte quelle stesse parole fino a quando non ci credi. Questo è un caso in cui la ripetizione può essere una grande cosa. Non c'è motivo per cui il tuo consiglio non dovrebbe essere applicabile anche a te stesso. Osservando, vedrai che non dovrebbe esserci alcuna differenza nel modo in cui dai valore ai tuoi amici rispetto al modo in cui dai valore a te stesso. Entrambi sono ugualmente importanti.

4. Dai un'occhiata ai fatti: avere un critico interiore persistente significa che probabilmente ti imbatterai in molti "e se non dovesse andare

bene?", "e se mi mettesse in imbarazzo?", "e se alla gente non piacessi?". Non permettere a te stesso di agitarti se non ci sono prove concrete che una di queste cose sia vera. Questo ti farà sentire esausto prima ancora di iniziare a socializzare. Fai del tuo meglio per guardare solo le cose che sono reali. Ad esempio, sei stato invitato a una festa in cui avrai la possibilità di incontrare molte nuove persone. Accetta questo fatto per quello che è e fai del tuo meglio per non pensare troppo a ciò che potrebbe accadere alla festa.

5. Sostituisci i pensieri critici con quelli realistici: un esempio di pensiero critico è credere che non sarai mai un grande conversatore. Esaminalo attentamente e scoprirai che non è necessario che questa sia la conclusione a cui giungi. Forse ti piace conversare sul tuo programma televisivo preferito. Puoi riformulare questa affermazione riconoscendo che sei interessato a parlare della TV. Questo prende la tua affermazione originale e la trasforma in qualcosa di positivo pur mantenendo il suo vero significato. Puoi applicarlo a tutto ciò di cui ti senti eccessivamente critico. Pensa ai modi in cui puoi mantenere vera l'affermazione mentre la applichi in modo più ottimistico.

6. Immagina le possibilità: mentre è bello pensare a tutte le cose positive che potrebbero accadere in una data situazione, non è realistico credere che le cose saranno perfette. Devi aprirti al pensiero dei grandi risultati e di quelli sfavorevoli. Pur essendo aperto a queste possibilità, considera che ognuna di esse è realistica. Alcune situazioni sono al di fuori del tuo controllo, tuttavia, devi affrontarle. Questa è la vita e le circostanze sfavorevoli non dovrebbero dominare la tua capacità di realizzare le cose. C'è sempre un modo per realizzare i tuoi obiettivi e sogni. A volte potresti dover richiedere supporto e aiuto, ma c'è sempre un modo per realizzare qualcosa. Nel modo più gentile possibile, desensibilizzati. Ciò ti consentirà di accettare più facilmente qualsiasi risultato tu riceva.

7. Applica l'accettazione e l'auto-miglioramento alla tua vita: c'è un'enorme differenza tra accettare che non puoi fare qualcosa e credere che puoi lavorare per migliorare le cose. Sguazzare nelle cose che non puoi fare

porterà avanti sentimenti di autocommiserazione. Autorizza te stesso, capendo che c'è sempre spazio per migliorare. Nulla cambierà se non credi che un cambiamento sia possibile. Se le situazioni sociali ti mettono a disagio, accetta questo su di te e mettiti alla prova per riprovare. Più sperimenterai qualcosa, più familiare e attrezzato sarai per navigare attraverso di essa. Quando accetti le tue debolezze, non significa che devi tenerle per sempre. Significa che puoi cambiarle se ti senti abbastanza motivato.

Il tuo critico interiore è tanto potente quanto lo lasci diventare. Se ti sottoponi a dubbi che nutri, non ti sentirai bene con te stesso. Il modo in cui ti senti su di te può aiutarti o ostacolarti. Dato che ti viene data una scelta, non preferiresti prendere l'aiuto? In termini semplici, potresti chiederti perché eri così concentrato sul tuo critico interiore. Sappi che non è la cosa più semplice da superare, ma hai già tutto il necessario per iniziare.

Riconoscimento delusione e fallimento

Sul tema dell'accettazione, una delle cose più importanti su cui devi lavorare se desideri migliorare le tue abilità sociali è la capacità di accettare la delusione. Che tu deluda te stesso o qualcun altro, accadrà inevitabilmente. La vita è piena di esperienze di apprendimento e non c'è modo di evitarle. Alla fine, ti renderanno più forte e più saggio su cosa fare in futuro. Il modo in cui gestisci il fallimento dice molto sul tuo modo di sentire te stesso. Se hai poca autostima, probabilmente sei veloce a incolpare te stesso ogni volta che qualcosa va storto. Anche quando non è colpa tua, il tuo primo istinto potrebbe essere quello di prenderti la colpa. Non solo questo è ingiusto con te stesso, ma mostra anche ad altre persone che sei facilmente influenzabile. Sfortunatamente, alcune persone possono essere veloci a trarne vantaggio quando lo notano. Essere una persona piacevole è una grande caratteristica da tenere, ma conoscere i tuoi limiti è importante. Devi valutare te stesso abbastanza da sapere che non meriti di incolpare le altre persone. Le uniche cose di cui puoi essere responsabile sono le tue azioni e il modo in cui ti senti. Accetta il fatto che, indipendentemente da quanto ci provi, non sarai in grado di controllare tutto ciò che ti circonda. Mentre potresti prepararti adeguatamente per divertirti a cena con gli amici, altre persone e altre situazioni potrebbero farti sentire socialmente ansioso. Questo è semplicemente qualcosa che devi imparare ad accettare. Se lasci che queste circostanze che sfuggono al tuo controllo ti facciano perdere delle esperienze, allora non ti darai la giusta possibilità di provare a migliorare l'esperienza la prossima volta. Dovresti cercare costantemente di essere migliore, lavorando sull'auto-miglioramento.

Quando ti senti deluso per qualche motivo, cerca di capire ciò che provi, come ti influenza e riconoscilo. Una volta che l'hai capito, permettiti di andare avanti. Le persone spesso commettono l'errore di rimanere all'interno di questa delusione per troppo tempo. Se indugi, c'è il potenziale per metterti in una situazione da cui è molto difficile uscire. Non c'è motivo di prolungare la tua tristezza o negatività. Sappi che i tuoi sentimenti sono validi, ma non puoi crogiolarti in essi per sempre. Cerca di essere migliore. Le persone di maggior successo sperimentano battute d'arresto, proprio come te. Accetta le sfide che affronti e trasformale in motivazione per migliorarti la prossima volta. Quando sei in grado di affrontare le avversità in questo modo, avrai una qualità ammirevole. Non solo sarà la tua forza, ma mostra anche la tua capacità di recupero. Non lasciare che le tue battute d'arresto ti abbattano troppo a lungo. Usale per fare brainstorming su come ti piacerebbe gestire le cose in modo diverso da ora in poi. Delusione e fallimento sono sentimenti universali. Non c'è niente che tu possa fare per evitarli, quindi puoi anche abbracciarli.

Prendi l'abitudine di agire. Quando ti viene in mente come puoi migliorare, applicalo immediatamente. Vedrai uno dei due risultati, la soluzione ti renderà più forte o dovrai tornare al "tavolo da disegno" per provarne uno diverso. Non c'è una risposta chiara a ciò che ci vorrà per vedere la differenza. Dovrai adottare un approccio di prova ed errore per trovare quale soluzione funzionerà meglio per te. Durante questo periodo, probabilmente imparerai molto su te stesso e su ciò a cui sei più sensibile. Trova ciò che ti motiva e usalo a tuo vantaggio.

I passi che farai per migliorare la tua autostima, miglioreranno anche la tua capacità di gestire il fallimento. Se ti senti benissimo con la persona che sei, allora non sarai così duro con te stesso se dovesse verificarsi un fallimento. Tutte queste abilità che imparerai sono interiori, rendendoti quindi una persona migliore in tutte le aree della tua vita. Lavorare sulla tua autostima dovrebbe essere fatto solo per uno scopo, perché vuoi farlo. Nessun altro può convincerti che hai bisogno di una spinta all'autostima. Questo è qualcosa che devi decidere da solo perché sei l'unico che può sentirlo. Pensa alle persone che ti ispirano. Possono essere persone che conosci o persone che hai visto nei media. Ascolta le loro storie e prendi nota di ciò che hanno fatto per superare le battute d'arresto. Quando ti senti privo di ispirazione, prova qualcosa di completamente diverso. Utilizza alcuni dei metodi di cui leggi e vedi come puoi applicarli alla tua vita. Potresti essere sorpreso di scoprire che ti aiutano più facilmente di qualsiasi cosa tu abbia provato in passato. Sappi che avrai grandi giorni e anche giorni in cui ritieni che nulla stia andando bene. Sappi che, qualunque cosa cattiva, non rimarrà tale per sempre.

Comprendere la differenza tra assertivo e aggressivo

Parlare con qualcuno che ha energia assertiva può essere molto intimidatorio. Quando una persona è assertiva, ciò significa che irradia una certa e potente energia. Le persone con questa qualità sono molto sicure di sé stesse, normalmente non accettano no per una risposta. Quando sei socialmente ansioso, parlare con qualcuno così può farti dubitare di te stesso. È un enorme contrasto quando mescoli un individuo assertivo con un individuo riservato. Quello che devi ricordare delle persone assertive è che di solito hanno buone intenzioni. Non stanno cercando di farti del male, ma semplicemente cercano di ottenere ciò che vogliono. Può essere difficile capire qualcuno con questa personalità perché probabilmente è molto diverso da te, ma diverso non significa meglio o peggio. Cerca di non pensare in questi termini. Basta osservare e provare ad accettare la persona per quello che è. Proprio come te, hanno i loro modi di comunicare con altre persone.

Una persona assertiva apprezzerà essere ascoltata. Quando qualcuno vuole esprimere i suoi bisogni, la cosa migliore che puoi fare è praticare le tue capacità di ascolto attivo. Non sentirti costretto a entrare o essere d'accordo con loro se non sai esattamente cosa dire. L'ascolto è abbastanza, ed è una risposta preziosa. Se qualcuno è così irremovibile su come si sentono, probabilmente vogliono che tu chieda loro perché si sentono in quel modo. Poni domande che consentano loro di esprimersi ulteriormente. In questo modo, mostri loro che stai ascoltando e che ti importa di quello che hanno da dire. Allo stesso modo, è importante rimanere fedeli ai propri valori e alla propria morale. Se una persona è così assertiva al punto da farti sentire a disagio, è giusto esprimere un'opinione diversa. Proprio come eri disposto ad ascoltarli, una buona conversazione deve avere un livello di accettazione reciproco. Parlare con qualcuno con cui non sei necessariamente d'accordo può essere un'esperienza arricchente. Dato che hai lavorato per accettare chi sei, questa interazione ti indurrà ad esercitarti con il tuo agio, con i tuoi pensieri e le tue idee.

Inizialmente il comportamento aggressivo potrebbe sembrare la stessa cosa del comportamento assertivo. La cosa principale da cercare è l'intenzione della persona. Se noti che una persona è assertiva, ma è troppo energica o esigente, ciò può indicare che hai effettivamente a che fare con un tipo di personalità aggressiva. Questa è probabilmente una delle interazioni che ha il potenziale per farti sentire nervoso o insicuro di te stesso. L'aggressività si verifica quando sono coinvolti sentimenti irrisolti. Anche se la persona è realmente arrabbiata con te, sappi che non sei responsabile del modo in cui parla o si comporta nei tuoi confronti, è probabile che debba risolvere ciò che sta provando.

Hai tutto il diritto di terminare un'interazione che è dannosa per te. Che tu sia minacciato fisicamente o emotivamente, la tua risposta è valida. Parla tranquillamente di come ti senti senza incolpare l'altra persona. La cosa peggiore che puoi fare ad una persona aggressiva è sfidare i loro sentimenti. Nel migliore dei modi, prova a portare la conversazione ad un punto finale. Alcuni esempi possono essere i seguenti:

"Capisco cosa provi. Così è come mi sento anche io"

"Non sono sicuro della mia opinione su questo argomento"

"Dovrò pensarci ancora un po' prima di poter condividere la mia opinione"

Questi sono tutti modi che forniscono segnali sociali all'altra persona, per far capire che vuoi smettere di parlare. Senza essere scortese o umiliante con loro, proteggerai anche te stesso. Sfortunatamente, l'aggressività può manifestarsi inaspettatamente. Potresti conoscere qualcuno molto bene, e in una data occasione potresti vedere un lato "diverso", di quelli che non avevi mai visto prima. Molte persone si congelano durante situazioni aggressive perché non vogliono peggiorarle. Questo è sicuramente qualcosa di cui fare attenzione. Invece di sottometterti al comportamento, puoi fare del tuo meglio per reindirizzarlo. Se davvero non riesci ad identificarti con loro, non devi mentire o sacrificare la tua morale per conformarti. Quando lo fai, è facile perdere la traccia di chi sei come persona. I tuoi valori sono molto più importanti del desiderio di piacere a tutti quelli con cui interagisci. Sappi che è impossibile piacere a tutti. Quando provi a farlo, ti stresserà e potenzialmente ti farà sentire male con te stesso.

Capitolo 7. Gratitudine, abbondanza e altri stati mentali positivi

I l punto più importante, è che per avere carisma, ci deve essere un "io interiore" che ti fa sentire bene. Non puoi fingere la felicità, la gente può vedere quella pretesa a un miglio di distanza e nessuno vuole stare con qualcuno che non è felice. Non è che ti stanno giudicando (beh, forse alcuni di loro lo fanno, ma questo è un loro problema), è che istintivamente possono provare infelicità e questo li spaventa. Quindi tendono ad allontanarsi. Se pensi che la felicità sia semplicemente un altro trucco per ottenere il tuo carisma, devi ripensarci! La felicità e la soddisfazione interiore sono di vitale importanza per la tua salute e per ogni aspetto della tua vita.

Ciò che consideriamo "essere felici" è una combinazione di sostanze chimiche prodotte nel cervello, che proviene da una varietà di fonti e cause: un corpo sano, attivo, una mente impegnata, ma anche una mente riposata. Bisogna abituarsi al concetto di "vivere bene" se si vuole rappresentare fiducia e carisma. Cosa definisce il "vivere bene"? Non tre case, cinque macchine e uno yacht, anche se questo non fa male. Vivere una vita buona e soddisfacente è tanto vario quanto le persone che ci sono al mondo: fondamentalmente, vivere bene dipende da cosa tu hai di bisogno e da cosa desideri dalla vita, e capirlo richiede una certa onestà.

Imparare ad assaporare il momento e l'esperienza

Un buon modo per coltivare la felicità in noi stessi è imparare questa importante abilità: assaporare. Si potrebbe immediatamente associarlo al cibo, ma può essere applicato a qualsiasi momento, qualsiasi input sensoriale o esperienza che ci viene incontro:

• Uscire di casa per prendere la posta e sentire il sole del mattino sul viso.

• Seduto in un parco durante la pausa pranzo, guardando il mondo che passa e ascoltando gli uccelli sugli alberi.

• Portare la macchina fuori per un weekend, mentre ascolti i tuoi brani preferiti.

• Appoggiare la testa sul cuscino dopo una giornata lunga ma produttiva.

• Avere una conversazione piacevole e di passaggio con uno sconosciuto in un supermercato.

La vita non è sempre fatta di grandi traguardi rivoluzionari, in effetti questi sono pochi e rari, motivo per cui sono così incredibili e memorabili. I momenti più piccoli sono quelli che riempiono la nostra vita. Imparare a essere presenti nel momento è la chiave di tante cose: felicità, auto-esplorazione, soddisfazione e maggiore carisma. Le persone si concentrano e gravitano su quelli che sanno apprezzare il presente. Vogliono saperne di più e connettersi con questa persona. E perchè no? Le persone presenti sono persone felici, il che ci porta al prossimo argomento.

La felicità è contagiosa

Come esseri umani e come creature intrinsecamente sociali, condividiamo molto l'uno con l'altro, anche quando non intendiamo farlo. Trasmettiamo le informazioni da persona a persona ogni giorno. Una delle cose che condividiamo di più sono le nostre emozioni. Quindi il punto è affermare: le emozioni sono contagiose. Le condividiamo con la stessa rapidità con cui esprimiamo le parole, anche più velocemente. Le emozioni sono scritte nelle nostre espressioni facciali, incorporate nel nostro tono di voce, nel nostro linguaggio del corpo e nelle parole che scegliamo. Quindi se avessi la possibilità di condividere un'emozione, quale sarebbe? Il trucco di questa risposta è che devi prima provare l'emozione. Ovviamente sceglieresti la felicità: chi vuole provare rabbia, tristezza o rimpianto? Quando coltivi la felicità dentro te stesso, è come se avessi in mano una candela. Il vento metterà alla prova quella fiamma e alcune volte la spegnerà. Con la pratica, tuttavia, imparerai a riaccenderla. Con maggiore pratica, la tua candela diventerà una lanterna, protetta dal vento, impossibile da spegnere. Anche la tua felicità può essere così. Le persone arrabbiate possono andare e venire, ma tu sei il fuoco interiore che brucia e, nel farlo, attira le persone ad esso. Questo è il potere del carisma.

Impara ad apprezzarti

Un aspetto fondamentale della felicità interiore è l'abilità di apprezzamento di sé. Puoi ottenere un vantaggio da questa importante abilità mettendo da parte del tempo per fare un elenco. Scrivi da tre a cinque cose con cui ti senti bene. Assapora le emozioni positive che derivano dal riconoscere queste cose. Ora, elabora questo elenco vedendo se riesci a connettere qualcun altro a queste abilità, caratteristiche o risultati. Forse era un genitore o un fratello o un caposquadra in un posto di lavoro. Forse era un professore a scuola o un collega empatico. Forse è stato il miglior amico del passato. Chi ha contribuito al "tu" che sei oggi? Prenditi del tempo per assaporare la gratitudine che deriva dal sapere che quelle persone ti hanno aiutato a spianare la strada alla felicità di oggi.

Spesso, quando lavoriamo per instillare la felicità dentro di noi e pratichiamo l'autoriflessione, scopriamo anche ricordi, emozioni dolorose o spiacevoli. Va bene pensare a questi, purché non li lascerai influenzare a lungo. La ruminazione è l'atto di abitare nel passato, alla ricerca di luoghi a cui dare la colpa alle cose che vanno male, spesso quando ruminiamo finiamo per incolparci. Prendi la decisione consapevole di abbandonare questa pratica, a favore della gratitudine e della felicità. Costruire un sé potente e fiducioso include scartare ciò che ci ferisce e ci mina.

Un'altra buona pratica, alla fine di ogni giornata, è prendersi del tempo per considerare i momenti che sono stati in qualche modo soddisfacenti o che ti hanno portato felicità. Se scopri che non ce n'erano molti, ne cercherai altri domani. Diventa un partecipante attivo nella tua vita quotidiana, cercando la felicità, quindi prendendoti il tempo di assaporarla una volta trovata. Tenere un diario è un ottimo modo per poter guardare indietro e renderci conto che hai avuto giorni più belli che brutti. In effetti, possiamo decidere di smettere di etichettare i giorni come "cattivi" (a meno che un giorno non sia veramente catastrofico), ma considerarli come pieni di ostacoli e sfide. Se abbiamo abbastanza fiducia in noi stessi e gioia intrinseca dentro di noi, possiamo cavalcare quei giorni senza permettere loro di buttarci giù.

Coltivare l'abbondanza

Una mentalità in abbondanza è quella in cui credi e vivi la tua vita come se ci fossero abbastanza risorse per andare sempre avanti. Non ti concentri su ciò che ti manca, ti concentri su ciò che hai. Sei in grado di guardarti intorno e vedere che ciò che hai è buono, abbastanza e molto altro arriverà. Una mentalità in abbondanza è un po' come guardare il bicchiere mezzo pieno, invece di preoccuparsi di quando il cameriere verrà a riempirlo.

Modi di pensare che promuovono l'abbondanza:

- Hai il controllo della tua vita e di ciò che accade in essa.
- La tua energia fisica è rilassata ma vigile, presente e consapevole, paziente e calma.
- La tua energia emotiva è equilibrata ma impegnata (empatia) e ti senti come se fossi investito nel lavorare su cose che sono più grandi di te. Ti preoccupi delle cose su scala globale. La tua presenza ispira gli altri ad un certo livello. Senti che le cose buone stanno arrivando.
- Puoi vedere più soluzioni a un problema e, inoltre, vedere opportunità e percorsi diversi, piuttosto che problemi e svolte sbagliate. La tua visione è come se qualcuno allegramente ed efficacemente navigasse nel nostro traffico, trovando nuovi percorsi, scorciatoie, godendo di nuovi scenari perché hai preso una strada diversa. Questo modo di pensare ti porta a capire che c'è sempre una scelta.

Diventa consapevole. Bene, ma cosa significa esattamente? Significa essere presenti, essere qui, fermamente adesso. Ancora una volta, nessuna riflessione e nessuna dimora nel futuro, è importante avere obiettivi e sogni, ma non possiamo rimanere lì, o potremmo perdere la strada nel presente. Quando pratichi la consapevolezza, sei di nuovo nel tuo corpo, di nuovo nel tuo scopo e noti molte cose. Quando non ci prendiamo il tempo di aprire gli occhi su ciò che ci circonda e vivere nel momento, tendiamo a perdere opportunità, apprendimento e spunti importanti su altre aree della nostra vita. Quando assapori i momenti, vivi nel presente, sei grato per ciò che hai e speri in ciò che sta arrivando, allora sei sulla buona strada verso la felicità, l'abbondanza e il carisma.

La gratitudine è il primo passo

Tutti sono in grado di scrivere. Mentre il pensiero di scrivere ogni giorno può essere scoraggiante per le persone che hanno interessi altrove, ricorda questo: non devi scrivere nulla di profondo, degno dell'elenco dei best-seller del New York Times. Scrivere un diario può essere banale come scrivere una cosa da fare o una lista della spesa. È quasi la stessa cosa quando si tiene un diario di gratitudine.

Per cominciare a vivere con gratitudine, inizia un diario ed elenca dieci cose per cui sei grato ogni giorno. Se ti trovi bloccato, immergiti nelle piccole cose, nei dettagli che rendono piacevole la tua vita quotidiana. Ecco un esempio:

- Sono grato di vivere in un appartamento con aria condizionata quando questa estate si stanno per raggiungere temperature record.
- Sono grato di aver trovato la mia penna preferita nella tasca di quel vestito stamattina.
- Sono grato che il mio cane non abbia fatto a pezzi la casa mentre ero fuori e sono grato per la sua compagnia.
- Sono grato di non essermi ancora ammalato quest'anno.
- Sono grato che mio fratello abbia chiamato l'altro giorno. Mi è mancato.

Non ci devono essere dichiarazioni profonde di gratitudine, non è questo il punto di un diario come questo. Il punto qui è notare le piccole cose, le cose che di solito diamo per scontate, perché quando ci fermiamo e le notiamo, improvvisamente è:

- Vivere nel presente.
- Vivere con gratitudine.
- Apprezzare l'abbondanza nella nostra vita.
- Vivere consapevolmente.

Usa un linguaggio che supporti la tua mentalità. Nota le parole che scegli. Sono particolarmente negative? Presta attenzione a ciò di cui scegli di parlare. Renditi conto, che quando ti connetti con altre persone per negatività, non hai dove andare. Ricorda, le persone gravitano verso la felicità. Non solo il linguaggio positivo attira altre persone, ma è stato dimostrato che fa bene al cervello. Dire cose edificanti, sicure ed empatiche su base regolare ti fa bene, ti aiuterà a cambiare la tua mentalità. Mostrare gratitudine al lavoro è un modo infallibile per promuovere positività ed emanare fiducia. Dire "grazie" non costa un centesimo, ma dirlo aggiunge positività alla squadra, nel suo insieme.

Costruisci le cose di cui sei appassionato

C'è qualcosa (o più di una cosa) che ti esalta, ti eccita quando la pensi? Attingi a quella passione, non limitarti a qualcosa che ti piace sognare ad occhi aperti. Trova un modo per incorporarne un po' nella tua vita e guardala illuminare la tua sicurezza e il tuo carisma.

Ad esempio, per qualcuno che segue le grandi competizioni culinarie in televisione, sarebbe una buona pratica trovare un modo per incorporare quello che è un passatempo in qualcosa da fare nella vita quotidiana. Se non è possibile frequentare un corso di cucina a causa delle esigenze del lavoro e della famiglia, dai un'occhiata alla tv, cerca su internet. Inizia a imparare, come fa un apprendista, e lascia che la passione ti guidi nel modo in cui un maestro guida un allievo. Con questo nuovo hobby basato sulla passione che hai nella vita, la tua energia, presenza e fiducia saranno sentite da tutti quelli che incontri. Invita amici e parenti a una cena, avrai qualcosa di cui parlare in una conversazione, perchè a tutti piace parlare di cibo.

Il caso della meditazione quotidiana

Indipendentemente da età, sesso o abilità, chiunque può trovare benefici nella meditazione. Al centro di questa pratica c'è l'accettazione di sé e, se praticata regolarmente, quell'accettazione di sé si estende al mondo intorno. La meditazione ci fissa saldamente nell'equilibrio della vita, diamo e riceviamo. Diventiamo più della semplice somma delle nostre cose e acquisizioni. Alla fine, la meditazione regolare porta ad un apprezzamento per il nostro benessere e quel benessere è la chiave della felicità. La meditazione ci offre un'opportunità facile e quotidiana per portare un maggiore senso di benessere nella nostra vita.

Scegliere di iniziare a meditare è una scelta personale, ma può essere per tutti. Se sei stanco di sentirti sovraccarico, fisicamente e mentalmente sfinito e/o privato del sonno, ti faresti un favore provando la meditazione. Solo una settimana di meditazione quotidiana - otto minuti al giorno - può portare a un'inversione di tendenza, è probabile che non tornerai più a vivere senza di essa. All'inizio la meditazione sembrerà troppo semplice per essere efficace, ma col tempo imparerai che la semplicità è spesso la medicina più efficace. Quando inizi a vedere i risultati positivi, la tua fiducia aumenterà.

La mente e il corpo sono due parti della stessa somma e sono interconnesse. La meditazione può aiutarci a guarire l'uno mentre contemporaneamente guarisce l'altro. La parte migliore della meditazione è che hai il controllo. Una volta che lo impari, puoi trovare il coraggio di lasciar andare l'autodisciplina, lasciar andare una mentalità di scarsità, negatività, paura e reazione. Molti di noi conoscono l'espressione popolare "Sii il cambiamento che desideri vedere nel mondo". Man mano che inizi a migliorare, sia nel trattare la guarigione di una ferita o malattia, sia nel sentirti meglio nel tuo corpo, o forse alleviando finalmente le catene di

183

stress e ansia, anche l'ambiente migliorerà. La gioia che hai iniziato a coltivare in te stesso si irradierà a tutti intorno a te. La tranquillità genera pace.

Una mente più positiva, genera emozioni positive. Gli studi hanno scoperto che la meditazione quotidiana ha un profondo effetto sulle emozioni, riducendo l'ansia e la depressione e aumentando l'auto-compassione nelle donne che fanno della meditazione una parte della loro normale routine. La meditazione lavora sulla neuroplasticità naturale del cervello, il che significa che i tessuti del cervello possono cambiare fisicamente nel tempo. Se lo sottoponiamo regolarmente a stress e negatività, le aree del cervello responsabili del rilascio di ormoni dello stress aumenteranno di dimensioni. La meditazione, invece, aumenta lentamente le aree del cervello che producono ormoni che inducono piacere, come la seratonina, che ci aiuta a rilassare e comprendere le cose più facilmente.

Come medito? La meditazione è incredibilmente semplice. Ci sono libri e siti web dedicati ad esso, ma il nucleo di tutta la meditazione inizia con:

- buona postura

- respirazione profonda e corretta

- mantenersi libero dai pensieri

Per iniziare con la meditazione, metti da parte dieci minuti e trova un posto comodo dove sederti. Se vuoi sederti su una sedia, assicurati che le braccia possano essere in grembo o ai lati. Assicurati che i tuoi piedi possano essere piatti sul pavimento e che la colonna vertebrale possa essere il più dritta possibile. Successivamente, puoi chiudere gli occhi o fissare un punto focale come una candela. Fai un respiro profondo dallo stomaco: non muovere le spalle su e giù, questa è una respirazione impropria. Quando un pensiero entra nella tua mente, notalo (pensando "Ho pensato al lavoro, proprio ora"), quindi respingilo. Classifica ogni pensiero brevemente e rapidamente e lascialo cadere dalla tua mente come una foglia di un albero.

Dieci minuti ogni giorno avranno effetti notevoli, provalo questa settimana e guarda tu stesso!

Affermazione pratica

Le affermazioni potrebbero essere di gran moda, ma c'è una ragione per cui sono così popolari, funzionano. Le parole hanno potere. È semplicemente un dato di fatto. Pensa a qualcosa di terribile che qualcuno ti ha detto molto tempo fa, decenni dopo, è probabile che quelle parole brucino ancora. Dall'altro lato della medaglia, tuttavia, ci sono parole positive ed edificanti, queste, specialmente se pronunciate ogni giorno, possono rimappare il cervello e ricaricare lo spirito. Le affermazioni ci ricostruiscono dall'interno, rendendoci migliori, più forti e infine più carismatici.

Alcune semplici affermazioni da dire a te stesso ogni giorno:

- Sono aperto all'apprendimento.

- Sono entusiasta di vedere cosa accadrà oggi.

- Sono interessato a ciò che gli altri hanno da dire.

- Sono grato per i miei pensieri e idee.

- Spero in risultati positivi sia per me che per gli altri.

- Riesco a vedere il bene nelle altre persone.

- Riesco a vedere il bene in me stesso.

Puoi dire queste affermazioni al mattino quando inizi la giornata, mentre stai guidando per andare al lavoro (dopo averne memorizzato alcune, non leggere mentre guidi, ovviamente) e in qualsiasi momento difficile in cui ci si sente instabili e si ha bisogno di un punto focale calmante. Il punto di forza delle affermazioni è contrastare qualsiasi pensiero negativo che possa sfondare la superficie della tua mente. Non appena senti che la negatività si diffonde, incontrala frontalmente con un'affermazione positiva.

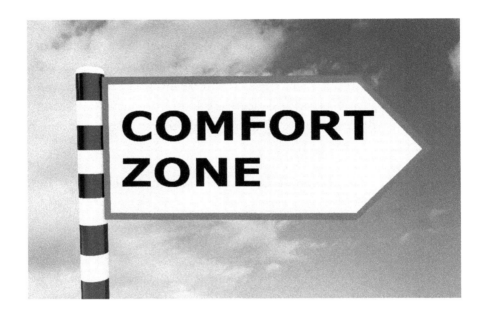

"Mi piace l'idea di fare cose che mi facciano uscire dalla mia zona di confort."

Joe Wright

Capitolo 8. Come migliorare le tue abilità sociali

Nella vita, se sei timido, potresti avere problemi nella tua vita sociale. Tuttavia, ci sono alcune delle abilità sociali che si possono acquisire attraverso l'apprendimento. Ad esempio, se non sei una persona sociale, inizia a comportarti come tale e fallo in modo intelligente. Non consentire a problemi come l'ansia di trattenerti. Tuttavia, è necessario continuare a parlare con le persone, nuove o vecchie amicizie. Anche se ti senti nervoso, fai un miglioramento in termini di abilità sociali unendoti a una piccola festa o trascorri più tempo con la folla e prova a fare conversazioni. Con il tempo, migliorerai alcune delle abilità sociali di cui ti senti privato. Puoi fare domande che invitano le persone a rispondere con un sì o un no e questo potrebbe aprire la porta a più conversazioni. Quindi, mentre acquisisci alcune abilità sociali, incoraggia gli altri a parlare di sé stessi e poni domande che aumenteranno i loro interessi sull'argomento in questione.

Dai un'occhiata ad alcune delle strategie che puoi utilizzare per migliorare le tue abilità sociali.

Ascolta di più e parla di meno

Vale la pena notare che i buoni oratori sono anche buoni ascoltatori. In altre parole, se vuoi essere un buon oratore e migliorare alcune delle tue abilità sociali, devi anche essere un buon ascoltatore. L'arte di ascoltare è fondamentale, nel senso che consente di acquisire alcune abilità sociali che sono vitali nella vita. Vale la pena notare che si ottiene molta conoscenza quando si ascolta, piuttosto che parlare. L'arte di parlare significa che stai dando informazioni, mentre l'arte di ascoltare significa che stai ricevendo informazioni. In altre parole, se ti alleni per ascoltare di più, otterrai più potere e molta conoscenza quando parli. Avrai appreso molti dettagli che sono fondamentali durante la conversazione.

Inoltre, se ascolti di più, non avrai tempo di rivelare tutto ciò di cui potresti pentirti in seguito. Tuttavia, se sei appassionato di ascolto, sarai in una posizione eccellente per identificare alcune delle informazioni che in seguito potranno servirti. Se ascolti molto, sarai inoltre in una buona posizione per comprendere i problemi di cui si è parlato. In altre parole, non continuerai a ripetere i problemi che sono già stati discussi e manterrai un po' di originalità. Se sei un ascoltatore attivo, è probabile che imparerai alcune delle cose che infastidiscono le persone, in altre parole, capirai rapidamente alcuni degli elementi critici che fanno arrabbiare le persone o le fanno sentire poco apprezzate. Viceversa, se sei tra quelli che parlano molto senza ascoltare ciò che gli altri hanno da dire, ci sono buone probabilità che avrai difficoltà a comprenderli.

Pensa prima di parlare

Un buon oratore è sempre carismatico. I buoni oratori danno sempre senso a qualsiasi cosa di cui stiano parlando. Nella maggior parte dei casi, pensano prima di parlare. Trascorrono del tempo cercando di analizzare ciò che sentono. Tali oratori si metteranno nei panni dei loro ascoltatori e cercheranno di capire cosa sentiranno. Vale la pena notare che il pensiero consapevole, prima di parlare, è fondamentale nella vita. Permette di aprirsi e parlare in modo sensato. Inoltre, consentirà di capire l'esatta sensazione che le persone hanno mentre ascoltano. Se si può pensare alle criticità prima di parlare, ci si troverà in una buona posizione per creare un ambiente piacevole che permetterà al pubblico di ascoltare di più, e imparare di più dal discorso.

L'arte di pensare prima di parlare è fondamentale, nel senso che permette di analizzare se tutto ciò che deve essere detto è vero o no. In altre parole, se sei veloce nell'analizzare il tuo discorso prima di rilasciarlo, sarai in una buona posizione per valutare tutte le informazioni e determinare ciò che è giusto e ciò che è fastidioso per il pubblico. Non esagerare con i problemi ma parla di tutto ciò che è reale e sii onesto nel raccontare ciò che è accaduto. Vale la pena notare che è meglio tacere piuttosto che dire qualcosa che non è utile. Se qualunque cosa tu stia per dire può far del male a qualcuno, è meglio tacere ed evitare fastidi agli altri. Ad esempio, se stai per complimentarti con qualcuno per le cose che hanno fatto, cerca di scegliere le parole giuste per evitare di ferire gli altri. È bene inviare un messaggio di congratulazioni piuttosto che lodare qualcuno a spese di altri. Inoltre, se stai guardando qualcuno che lotta con qualcosa, cerca di aiutarlo a superare il problema in silenzio piuttosto che deriderlo.

Consapevolezza e tecniche di ascolto

La consapevolezza si riferisce alla pratica di prestare attenzione al momento presente senza dare alcun giudizio. In altre parole, è l'atto di considerare le reazioni emotive che si possono avere su questioni specifiche. L'arte di ascoltare consapevolmente è fondamentale nel senso che permette di essere rispettosi di chi sta parlando. Inoltre, l'ascolto consapevole è cruciale nel senso che consentirà di evitare molte distrazioni durante l'ascolto. Vale la pena notare che si ascolta e si ricorda bene solo il 25% del tempo, dopo aver ascoltato qualcuno. Ascoltare è vitale e necessario per essere essenziali nella vita.

L'ascolto consapevole è fondamentale, nel senso che consente di sviluppare alcuni consigli di auto-consapevolezza che sono fondamentali nella vita. Se ascolti con la mente sintonizzata sull'oratore, sarai consapevole dell'ambiente che ti circonda. Avrai anche la possibilità di scoprire alcuni dei pregiudizi sconosciuti che possono essere identificati solo ascoltando qualcuno. Inoltre, se vuoi aumentare la tua empatia, cerca di essere un ascoltatore consapevole. In altre parole, sarai in grado di comprendere bene l'altra persona e condividere i suoi sentimenti.

L'ascolto consapevole è essenziale. Permette di sviluppare alcune delle abilità sociali che sono vitali nella vita. Se si desidera praticare l'ascolto consapevole, è necessario interrompere tutto ciò che si sta facendo e offrire tutta la propria attenzione a tutto ciò che viene detto. Inoltre, è bello godersi anche quello che stai ascoltando. L'aspetto è fondamentale nel senso che consente di creare un ambiente sicuro per l'apprendimento. In altre parole, prova a creare un ambiente abilitante in cui puoi ascoltare

189

efficacemente. Vale la pena notare che l'ascolto attivo inizia dalle menti. In altre parole, è necessario modificare la mentalità e concentrarsi sull'oratore per intrappolare tutto ciò che viene comunicato. Da notare che l'ascolto attivo richiede di mantenere il contatto visivo con chi sta parlando. Devi riflettere su ciò che stai ascoltando e scegliere di selezionare ciò che è vitale. In altre parole, devi chiederti se stai osservando attentamente o se stai facendo ipotesi su ciò che viene detto. Devi essere attento e cercare di fare scoperte mentre ascolti. Evita di dare giudizi mentre ascolti. Tuttavia, puoi trarre conclusioni o riflettere su ciò che hai sentito in seguito.

Tecniche di rilassamento

Vale la pena notare che le nostre menti non sono robot o macchine. Arriva un momento in cui è necessario rilassarsi e consentire ai pensieri di recuperare energia. In altre parole, se permetti ai tuoi pensieri di riposare e rinfrescarsi, sarai in grado di catturare più problemi in seguito. Quindi, dopo aver ascoltato e catturato nuovi aspetti della vita, devi rilassarti e consentire alle tue menti di recuperare energia. Alcune delle tecniche di rilassamento vitale includono yoga, attenzione al respiro, meditazioni consapevoli, preghiera ripetitiva e scansione del corpo. Il pensiero cosciente utilizza molta energia. Pertanto, è necessario rilassarsi e svuotare la mente. Ad esempio, l'arte della messa a fuoco del respiro consente di fare respiri lenti ma profondi che consentono ai pensieri di rilassarsi e concentrarsi sulla respirazione piuttosto che su qualsiasi altro aspetto della vita. Lo yoga è anche vitale, nel senso che consentirà di svuotare la mente e di rinfrescarsi. Tali tecniche sono fondamentali nel senso che ci si può rilassare e creare spazio nella nostra mente.

L'ambiente e la tua consapevolezza

Un ambiente favorevole consente di pensare bene e rilassarsi. In altre parole, se ti trovi in un ambiente rumoroso, ci sono buone possibilità che non sarai in grado di sentire bene, e se non riesci a sentire bene, ci sono buone possibilità che non sarai in grado di pensare. Pertanto, devi essere sensibile e fare attenzione all'ambiente, perchè questo potrebbe influire sul modo in cui pensi o agisci.

La mente di un individuo a volte è influenzata da ciò che si fa o si vede. In altre parole, le cose che vediamo potrebbero influire negativamente o positivamente su ciò che si sta, appunto, vedendo. Secondo i principi dei colori, le tonalità o la colorazione, per esempio della tua casa, questi potrebbero avere un impatto anche sul nostro umore. Ad esempio, il rosso simboleggia la passione ed è molto vitale per aumentare la propria energia. D'altra parte, il blu e il grigio promuovono un senso di relax e tranquillità. Il bianco è la classica colorazione per la casa che trasuda calma e purezza. I colori giallo e verde, d'altra parte, possono significare creatività o prosperità. Pertanto, è saggio considerare i colori che ti circondano.

La natura tocca le menti di una persona. Vale la pena notare che il colore verde è associato all'arte di essere consapevoli. La connessione tra vita e consapevolezza dipende dall'ambiente in cui ci si trova. In altre parole, se vuoi concentrarti e raggiungere un aspetto particolare, cerca di investire nell'ambiente che ti circonda. Nella maggior parte dei casi, un'ambiente con piante, tende ad essere più vivace. Viceversa, il tuo ambiente può anche essere fonte di stress. In altre parole, il modo in cui organizzi la tua casa può influire su ciò che pensi. Considera il tuo arredamento e il legno che metti nel tuo ambiente. L'arte è dovuta al fatto che legname, pietra e tessuti fabbricati naturalmente tendono ad essere più sani e più potenti della controparte prodotta artificialmente dall'uomo. Quindi, prendi in considerazione alcuni dei mobili che usi nella tua stanza. La tua stanza deve essere brillante in modo da poter pensare bene e agire in modo appropriato.

Un ambiente favorevole supporta anche la meditazione consapevole. In altre parole, se ti trovi in un ambiente favorevole, sarai in grado di pensare in un modo giusto e più veloce rispetto ad un ambiente rumoroso, dove invece le nostre concentrazioni tendono ad essere relativamente basse. La sensazione pratica richiede di essere attenti a tutti i suoni che attraversano un orecchio. Bisogna sostenere un ambiente pulito che permette di pensare nel modo giusto. La natura che circonda un luogo, gioca un ruolo critico nel dettaglio di ciò che uno pensa. In altre parole, le menti sono fortemente collegate alle questioni fondamentali che ci circondano. L'arte di essere attivi, felici oltre che amichevoli, dipende dalle caratteristiche naturali che circondano un particolare fenomeno. Nella maggior parte dei casi, l'arte di essere consapevoli tende a migliorare con l'ambiente, e in un ambiente molto stimato tende a offrire più soddisfazioni, quindi è maggiormente preferito.

Capitolo 9. Intelligenza emotiva

Per comprendere l'intelligenza emotiva, bisogna capire il termine emozioni. Quindi, quali sono queste cosiddette emozioni? Le emozioni sono il comportamento che si mostra dopo un certo evento. Sono molte, tra cui felicità, tristezza, ansia o rabbia, e altre. Sono tutte progettate per diverse occasioni e sono rigorosamente utilizzate dove richiesto. L'intelligenza emotiva arriva qui. L'intelligenza emotiva quindi è la capacità di una persona, di decifrare e comprendere le proprie emozioni, includendo anche dove e come usarle. Se uno è in grado di farlo, ha un'intelligenza emotiva.

Per capirne di più, si dovrebbe guardare alle componenti dell'intelligenza emotiva. Qui menzioneremo e discuteremo solo di cinque di queste componenti.

Il primo è conoscersi. Questo è noto come autocoscienza. Aiuta a capire le proprie emozioni. Non puoi capire le emozioni degli altri senza prima capire le tue. È importante vedere il grafico o i modelli di come reagisci a situazioni diverse. È importante dominare i tuoi umori senza criticarti. Impara chi sei e apprezzalo. Quindi, dopo aver fatto questo, leggere gli altri e sapere come rispondere a loro diventerà abbastanza facile. Aiuta a lavorare per controllare le proprie emozioni in ogni momento e a sapere come dirigerle nelle varie situazioni.

Il secondo componente è quello di essere in grado di tenersi sotto controllo, spesso noto come autoregolamentazione. È qui che bisogna allenarsi nell'arte di tenere sotto controllo le proprie emozioni. Funziona di pari passo con l'autocoscienza. Una volta che sai come funzionano le tue emozioni, è facile tenerle sotto controllo. Come fare tutto dipende da te. È una responsabilità conoscere e tenere sotto controllo le proprie emozioni. Gli altri non possono farlo per te, quindi sei tu che hai il potere quando si tratta di emozioni.

La motivazione è un'altro componente. Si deve avere interesse ad apprendere e migliorare sé stessi. In questo argomento, l'apprendimento e il miglioramento coinvolgono la parte emotiva. Uno dovrebbe essere pronto a conoscere le proprie emozioni e a saperle migliorare, alla fine. Bisogna essere entusiasti di tutte le proprie emozioni. Bisogna essere in grado di accettarsi fino alla fine. È sempre consigliabile essere motivati a conoscersi anche più di quanto crediamo già di conoscerci. Questo passaggio è importante, come tutto il resto.

Il prossimo è riuscire a mettersi nei panni degli altri soprattutto se sono nei guai o in un momento difficile. Questo sentimento e questa virtù sono noti come empatia. Molte persone confondono empatia e simpatia. La simpatia è quando i sentimenti o le emozioni di una persona provocano sentimenti simili anche in un'altra. L'empatia è la capacità di porsi in maniera immediata nello stato d'animo o nella situazione di un'altra persona, con nessuna o scarsa partecipazione emotiva. Ciò significa che la persona può essere in grado di esprimere le proprie emozioni e questo è un buon segno. Mostra un segno di umanità.

Infine, ci sono le abilità sociali. Si riferiscono a come le persone interagiscono con gli altri. Le emozioni di solito occupano un posto importante in termini di interazione con gli altri. Quando uno non ha sotto controllo le proprie emozioni, è facile per loro esplodere quando comunicano con altre persone, rovinando così la loro vita sociale nel complesso. Quando invece uno ha le sue emozioni sotto controllo, allora sarà facile comunicare con gli altri senza farli arrabbiare. È importante ricordare che i sentimenti altrui devono essere considerati sempre.

È bene notare che tutti i componenti sono la chiave delle emozioni e della vita quotidiana. Le emozioni aiutano a socializzare con gli altri, sono la radice dell'umanità. Lavorano tutti insieme e in modo diverso, ma tutti insieme. È fondamentale sapere che anche le tue emozioni, oltre quelle degli altri, sono importanti. I componenti lavorano per rendere una persona migliore emotivamente.

Come usare il quoziente emotivo per comprendere le tue esigenze

L'intelligenza emotiva è anche conosciuta come quoziente emotivo. Significa saper guardare e saper leggere le proprie emozioni a lungo termine. Bisognerebbe essere in grado di usare le proprie emozioni nel modo giusto senza preoccuparsi. Inoltre, così c'è la possibilità di tenere sotto controllo le cose. Bisogna saper mantenere le emozioni in equilibrio, soprattutto quando si sta conversando con gli altri.

Ci sono diversi modi in cui possiamo usare il nostro quoziente emotivo, ne illustriamo alcuni.

Il primo è riuscire a capire di più gli altri, anche più di sé stessi. Abbiamo visto che le emozioni non ruotano solo su noi stessi, ma influenzano tutti coloro che sono intorno a noi. Si tratta di socializzare con ciò che succede ogni giorno. Dal momento che uno è in costante interazione con gli altri, è importante capire chi ci circonda, nel senso emotivo del termine. Dal momento che uno si concentra su come adattarsi emotivamente agli altri, ci si concentrerà su ciò che gli altri vogliono da noi.

Poi c'è quello che aiuta a entrare in una comunicazione più personale. Le emozioni rendono alcune persone molto umane. Ci sono sentimenti di empatia e simpatia che sono molto personali. Aiutano qualcuno a entrare nel solco della vita con gli altri. Le emozioni fanno preoccupare degli altri e questo rende vulnerabili. Aiuta anche ad essere in grado di condividere i propri sentimenti con gli altri. Si diventa più aperti all'aiuto delle persone e anche alle loro opinioni. Si è in grado di ottenere il trattamento che si da agli altri in qualsiasi momento.

Un'altro è quello che ci permette di essere in grado di parlare e indagare sugli altri e su cosa potrebbero provare. È interconnesso con la questione della comunicazione personale. Questo di solito è possibile quando le persone si conoscono e sono aperte a dirsi qualsiasi cosa, e questo permette anche di sviluppare fiducia. È bene informarsi sempre sugli altri, aiuta a mostrare cura o preoccupazione. Questo è un altro uso perfetto dell'intelligenza emotiva.

L'altro punto da sapere, è quello di capire ciò che la gente vuole da te o dalle tue azioni. Questo è ciò che si chiama aspettative. Dal momento che uno diventa meno egocentrico, si diventa più osservatori e quindi si può sapere cosa vogliono gli altri. Con questa conoscenza si è in grado di sapere come agire emotivamente in una particolare situazione, perché si capisce come soddisfare, appunto, le aspettative degli altri. Questo è un grande passo quando si decide di avere relazioni e conversazioni molto personali con gli altri.

Un altro modo è la capacità di aumentare la propria attenzione. Questa è la capacità di concentrarsi sulla situazione attuale. È qui che qualcuno ascolta e si concentra su sé stesso e sugli altri contemporaneamente. È facile vedere le cose nella loro luce quando l'attenzione è piena. Questo dovrebbe essere importante, aiuta a trattare gli altri in un modo fantastico poiché dai loro il tuo tempo.

Un'altra cosa è aumentare la capacità di sentire ciò che gli altri stanno provando. Questo significa mettersi nei panni degli altri. Di solito è un modo per mostrare supporto agli altri e ai loro problemi. Questo gesto mostra maturità nelle proprie emozioni e nella propria vita. È anche un ottimo uso delle emozioni. Ci si connette agli altri attraverso questo sentimento di empatia. Funziona anche per quelle persone che sono simpatiche poiché sono correlate.

L'ultimo è che si dovrebbero mettere le proprie esigenze dopo quelle degli altri. Bisognerebbe essere meno egocentrici e preoccuparsi di più degli altri, essere rispettosi. Questa è la regola di base delle emozioni, sono pensate per farti sentire più "umano" di quanto tu possa pensare. Ti rendono una persona migliore nel momento in cui le capisci. Rendi gli altri la tua priorità e vedrai chi sarai diventato alla fine.

Quanto segue mostra gli usi dell'intelligenza emotiva. L'aiuto che uno può superare attraverso la vita quotidiana e tutte le sue sfide e, in più, senza perdersi in qualche modo. Ogni giorno si dovrebbe lavorare sulle proprie emozioni anche se può sembrare assurdo. Sono basi per vivere in ogni momento. È importante che si tenda alle proprie emozioni. Le emozioni sono fondamentali nella vita, lavorano fianco a fianco con il corpo e la mente e per questo dovrebbero essere rispettate.

La scala dell'intelligenza emotiva

La scala dell'intelligenza emotiva è stata sviluppata nel 1998 da un uomo di nome Schutte. Si basava sul modello riflettente delle dimensioni che si è formato nel 1990. Era una scala che conteneva 33 cose o idee. Includeva sapere quando si poteva parlare dei loro problemi, come affrontare i problemi che derivano dalla vita e anche provare cose con una positività nuova e luminosa che brucia in ogni persona.

Ci sono state quattro domande e prove che sono state portate alla luce in seguito.

Il primo è stato l'inventario del quoziente emotivo 2.0, questo test ha prove empiriche nel senso che è accettato in tutto il mondo come test scientifico valido. È stato sviluppato lentamente dalla ricerca globale. È usato per persone dai 16 anni in su. Il test stesso ha domande aperte e fa osservare la propria vita. Per il completamento sono necessari al massimo 30 minuti. Esamina questioni di particolari abilità e anche la questione della risoluzione dei conflitti. I risultati hanno come scopo quello di capire le emozioni di una persona e anche il modo in cui aiutano a prendere decisioni. Ciò significa che esamina le prestazioni quotidiane di qualcuno nelle sue istituzioni sociali di base. Dal momento che sono online dopo l'esecuzione del test, i risultati vengono elaborati e vengono immediatamente inviati, sempre online. Osservano anche le cinque componenti che influenzano l'intelligenza emotiva di una persona. Il test è una procedura gratuita. La persona che gestisce il test deve essere qualificata per tale compito. Ciò potrebbe richiedere persone come uno psichiatra o altri professionisti collegati in quel campo.

Il secondo è chiamato il profilo della competenza emotiva. I suoi risultati non combinano l'intelligenza emotiva interpersonale e intra-personale. Guarda i componenti dell'intelligenza emotiva. Questo test richiede tempo e molte ricerche per convalidare, ma è il più gratuito possibile. È composto da 50 elementi e richiede fino a 15 minuti per l'elaborazione. Esiste anche una forma breve in cui ci sono solo 20 articoli e il tempo per farlo è di 10 minuti al massimo, deve essere amministrato da uno psicologo specializzato in intelligenza emotiva e tutto il resto. È disponibile per la ricerca clinica.

La terza domanda è nota come questionario sull'intelligenza emotiva dei tratti. È gratuito ed è sottoposto a studi accademici e clinici. Ha sia la forma completa che la forma breve. Il modulo completo ha 153 elementi che hanno sfaccettature distintive e anche un tratto globale. La forma abbreviata ha 30 elementi e viene utilizzata per misurare il tratto globale. Questo test utilizza questionari per scoprire l'intelligenza emotiva delle persone che lo svolgono. Sono utilizzati principalmente da bambini di età compresa tra 8 e 12 anni. Sono i più adatti per questo tipo di test emotivo, perché esiste un questionario fatto solo per i bambini. Questo tipo di questionario, contiene 75 articoli e ha una scala di 5 punti. Esamina anche alcune sfaccettature dei bambini. Questo è molto amichevole per tutte le età poiché i loro questionari sono lì per tutti e per tutte le età.

La quarta funziona con quattro dimensioni di abilità. La prima è divisa in due parti. Nella prima ci sono 20 parti in cui si possono scegliere le reazioni riflessive e l'altra parte è composta da 20 coppie di abilità. Le domande utilizzate qui sono simili a quelle utilizzate nei test di intelligenza emotiva. Guardano i propri punti di forza e di debolezza e anche la propria personalità in generale. Verifica i problemi che sorgono in ognuno. La seconda è conoscere e comprendere come si può rispondere a una determinata situazione. La terza è sapere cosa rende felici e contenti della vita e cosa ti fa sentire triste. C'è anche la comprensione di come gli altri si sentono in una determinata situazione in cui potrebbero trovarsi in quel momento. Infine, la quarta è capire quando sei veramente arrabbiato e trovare una soluzione il più velocemente possibile.

Queste scale di intelligenza emotiva sono state fatte per soddisfare tutti. Ognuno guarda le emozioni in modo diverso. Alcuni osservano l'auto-report, l'altro-report e infine le misure di abilità. Ogni scala ha le sue caratteristiche e tutte hanno importanza, se vuoi davvero capire le emozioni.

La misurazione dell'intelligenza emotiva è proprio come qualsiasi altro test, il che significa che esiste la possibilità di un confronto. Aiuta a sapere quanto è alta o bassa la propria intelligenza emotiva. Questo aiuta a sapere se si è emotivamente vulnerabili oppure forti nell'accettare il modo in cui le cose si presentano.

Nei test c'è anche una domanda che è volta a sapere se si è in grado di conoscere e agire sui propri sentimenti. Questo porta alla domanda, sai se sei felice, triste, o addirittura arrabbiato? Queste sono alcune sensazioni di base che dovresti essere in grado di rilevare molto facilmente e, in caso contrario, dovresti allenarti in modo da riuscirci. Queste domande, quando vengono risolte, determinano quanto bene stai con le tue emozioni.

Capitolo 10. Come influenzare le persone

Q uindi, vuoi influenzare le persone? Ecco perché stai provando a costruire il tuo carisma in modo da far sì che le persone seguano il tuo esempio. Una domanda importante da porre nel tuo desiderio di influenzare le persone è perché vuoi farlo, in primo luogo. Hai un certo sistema di credenze che desideri che altre persone adottino? Forse ti senti di avere davvero una buona idea e vuoi che tutti lo sappiano? O, forse, vuoi solo essere popolare e apprezzato dalle persone intorno a te.

Qualunque sia la ragione, devi chiarire te stesso perché influenzare le persone è una grande responsabilità. Con sufficiente influenza, puoi far fare alle persone qualcosa che normalmente non farebbero. Spero che tu lo capisca. Si spera che nel leggere questo libro, la tua motivazione per migliorare il tuo carisma e influenzare le persone sia benevola.

Ad ogni modo, come si influenzano le persone? C'è un segreto per rendere le persone come te e seguirti? Vediamone alcuni.

Persuasione

Persuasione è un altro termine per influenza. Significa agire o subire un processo che mira a cambiare le credenze, l'atteggiamento o il comportamento di qualcuno, e di solito è verso qualche motivo o obiettivo. Il termine persuasione ha una connotazione piuttosto negativa in quanto sembra che tu stia costringendo qualcuno a fare qualcosa. In sostanza, la persuasione è qualcosa che facciamo tutti naturalmente. Quando un genitore dice al proprio figlio di non parlare con estranei, sta effettivamente cercando di convincere il proprio figlio a non parlare con qualcuno che non conosce. Il motivo del genitore è, naturalmente, quello dell'amore e della preoccupazione, cioè quello di proteggere il proprio bambino. Quando il tuo amico cerca di farsi accompagnare in un viaggio a cui inizialmente non volevi unirti, parlandoti di tutto il divertimento che vivrai unendoti a lui, anche questa è persuasione. Vedi, usiamo la persuasione nella nostra vita di tutti i giorni. Lo facciamo spesso e senza nemmeno accorgercene. In questo capitolo, discuteremo di come puoi persuadere o influenzare le persone e ad essere a tuo agio con te, perché è questo il carisma.

La retorica di Aristotele

La retorica è il metodo verbale di persuasione. Fondamentalmente sta influenzando qualcuno attraverso le parole, sia parlate che scritte. Per essere davvero efficace nell'influenzare le persone, devi conoscere entrambe le parti. In questo caso, è la tua parte e la loro parte. Devi, non solo sapere cosa vuoi dall'altra persona e perché lo vuoi, ma devi anche sapere cosa vuole l'altra persona e perché lo vuole. Devi comprenderlo nel suo insieme e devi pensare a tutte le opzioni disponibili per poter scegliere il metodo migliore per convincere qualcuno a seguire il tuo esempio. Ancora una volta, secondo Aristotele, ci sono tre modalità di persuasione, vale a dire *pathos*, *ethos* e *logos*.

Pathos

Pathos è un appello alle emozioni. Questo approccio, è qualcosa che tocca le emozioni delle persone per cercare di conquistarle. Non si basa sulla costruzione di una reputazione che non tutti hanno, soprattutto quando si sta appena iniziando a costruire la propria reputazione e il proprio carisma. Invece, trovi un modo per "toccare il cuore" delle persone che stai cercando di conquistare facendo appello ai loro punti sensibili o usando qualcosa a cui hanno un forte attaccamento emotivo.

Ad esempio, quando una ragazza non riesce a convincere il suo ragazzo a fare un viaggio nonostante gli garantisca personalmente che si divertiranno, dopo aver menzionato tutte le cose divertenti che faranno, dirà che sente che è ciò di cui la loro relazione ha di bisogno, per renderla più forte, perché si sente come se fossero entrambi troppo impegnati a lavorare per fare cose romantiche e divertenti insieme. Punta sulle emozioni che potrà suscitare nel ragazzo per convincerlo.

Questo è ciò che di solito vedete fare ai politici nelle loro campagne, quando la loro reputazione non è sufficiente, per convincere gli elettori usano temi attuali che destano grande preoccupazione, come l'immigrazione, l'economia o il futuro dei loro figli. Alcuni politici usano persino le loro famiglie nelle loro pubblicità per presentarsi come una persona orientata alla famiglia al fine di fare appello alle persone che si prendono cura delle loro famiglie.

Molte persone dimenticano la logica di fronte a forti emozioni e le aziende pubblicitarie lo sanno molto bene. Quindi, quando un prodotto che stanno cercando di pubblicizzare non è poi così pratico, usano invece strumenti che toccano le emozioni delle persone al fine di aiutare a vendere il prodotto.

Quindi, in termini di costruzione del tuo carisma, questo è uno strumento molto importante. Devi sapere come conoscere le persone che incontri e devi sapere come fare appello alle loro emozioni. È qui che entra in gioco l'empatia ed è per questo che è molto importante per costruire il tuo carisma. Devi essere in grado di metterti davvero nei panni degli altri e devi davvero capire cosa apprezzano e da dove provengono per conquistarli. Non puoi ignorare il potere delle emozioni quando vuoi essere una persona carismatica perché le emozioni sono un potente motivatore.

Ethos

In parole povere, ethos è l'uso del carattere come mezzo di persuasione. Un buon esempio di ciò è quando un prodotto utilizza un sostenitore celebre. Ad esempio, per i prodotti di bellezza, usano persone attraenti come attrici e modelle. Per bevande energetiche e integratori sportivi, usano atleti noti o personalità del fitness. Il motivo è semplice. La credibilità del promotore si riflette sul prodotto. Se, ad esempio, un atleta popolare approva un nuovo supplemento di forma fisica, le persone che seguono questo atleta possono acquistare il supplemento perché credono che li renderà bravi come lui. Ora, se usassero qualcuno che è sconosciuto e obeso, allora potrebbe avere un impatto negativo sulle loro vendite perché, ovviamente, le persone non conoscono la persona che lo sostiene e se il promotore non è in forma, il prodotto non ispirerà fiducia. Ethos è fondamentalmente questo, si sta convincendo qualcuno per mezzo del personaggio e della sua reputazione.

Ricordi come ti ho detto di quanto sia importante la tua reputazione nella prima parte di questo libro? Quando te ne ho parlato, questo è quello che avevo in mente. La tua reputazione ti seguirà sempre, e sarà sempre ciò che le persone esprimeranno su di te. Se sei qualcuno che è conosciuto come una persona onesta e affidabile, allora le persone saranno più disposte a fidarsi di te. In termini di influenza e persuasione, avere una buona reputazione è uno strumento potente per convincere le persone.

Quindi, torniamo all'importanza di costruire una buona reputazione. Se non hai ancora una reputazione, bene, inizia a costruirla trovando qualcosa per cui vuoi essere conosciuto che si allinea ai tuoi obiettivi. Se non riesci a pensare a nulla, un buon punto di partenza può essere quello di costruire la tua reputazione di persona onesta e affidabile. Su questo non puoi sbagliare, essere conosciuto come una persona onesta e affidabile va sempre bene. Qualunque cosa tu decida di costruire come reputazione, devi ricordare che dovrai attenerti ad essa per il resto della tua vita, quindi dovresti davvero prenderla in seria considerazione.

Bisogna avere la reputazione di essere fedele alla parola. Non fare promesse che non credi di poter mantenere e non parlare di cose di cui non sei sicuro. Le persone devono sapere cosa aspettarsi da te e poiché sanno di potersi fidare, saranno disposte ad aiutarti senza riserve. Questo è il tipo di reputazione che voglio che tu costruisca per te stesso. Se vuoi essere carismatico e influenzare le persone, devi avere il personaggio per sostenerlo. Devi essere conosciuto come la persona giusta per qualunque cosa tu voglia essere conosciuto. Devi voler essere la persona la cui integrità e qualità non è mai in discussione. Quindi, costruisci la tua reputazione. Ti aiuterà sicuramente ad influenzare le persone.

Il logos consiste nel fare un appello usando la logica. In altre parole, userete le informazioni per conquistare qualcuno e influenzarle. Questo è il motivo per cui devi continuare a migliorare e anche perché devi continuare a raccogliere conoscenze e informazioni. Non puoi conquistare qualcuno se non puoi dichiarare fatti attendibili. Fondamentalmente, nel tentativo di influenzare qualcuno con la logica, devi provare a dire loro qualcosa che avrà senso per loro. Quando provi a convincere qualcuno raccontando loro i fatti, allora la logica è in azione. Naturalmente, l'uso della logica non significa che stai semplicemente dichiarando dei fatti. Puoi utilizzare qualsiasi tipo di informazione e non deve sempre essere corretta. Deve solo avere senso per le persone che stai cercando di convincere.

In termini di carisma, ricorda che devi continuare a migliorare. Ciò include la costruzione della tua base di conoscenze, quindi quando è il momento di convincere qualcuno, puoi sempre sostenere le tue affermazioni con fatti comprovati. Quando la tua reputazione da sola non è abbastanza per convincere qualcuno, allora puoi sempre provare a fare appello alla loro intelligenza. Questo è il motivo per cui devi rimanere forte, continuare a leggere e rimanere aggiornato sulle notizie perché anche le persone carismatiche devono essere intelligenti. Se vuoi influenzare le persone, non puoi semplicemente provare a conquistarle usando le tue credenziali. Devi imparare a usare le informazioni a tua disposizione per cercare di convincerle a passare dalla tua parte.

Reciprocità

Naturalmente, Aristotele non è l'unica autorità sulla persuasione, e la retorica non è l'unico metodo disponibile. Un'altro strumento efficace si chiama reciprocità ed è molto, molto potente. In termini semplici, la reciprocità è il concetto di restituire quando ti viene dato qualcosa. Hai mai dovuto un favore a qualcuno perché ti aveva aiutato quando avevi problemi con qualcosa? Quando anche quella persona sarà nei guai e avrà bisogno del tuo aiuto, restituirai il favore anche se non ti verrà chiesto, giusto? Ecco come funziona la reciprocità. Dai qualcosa di valore, poi da qualche parte lungo la strada ottieni qualcosa in cambio. Fondamentalmente, se vuoi costruire il tuo carisma, devi essere generoso e disponibile perché qualunque cosa tu dia, probabilmente otterrai qualcosa in cambio. Dai alla gente qualcosa di valore e loro ti apprezzeranno.

Coerenza

Ricordi quella parte sulla costruzione della tua reputazione? Devi essere coerente perché la società apprezza molto la coerenza. Perché? Perché la vita è complicata. È abbastanza difficile continuare ad indovinare cosa potrebbe accadere il giorno dopo o cosa farà la gente. Quindi, qualcuno che non induce le persone ad indovinare perché la loro risposta è coerente, sarà sempre apprezzato. Quindi, di nuovo, inizia a costruire una buona reputazione se non l'hai ancora fatto. Fallo mantenendo la coerenza e impegnandoti davvero per qualunque cosa tu decida di essere.

Scarsità

In economia, più una cosa è scarsa, più valore ha. Lo stesso concetto si applica alle interazioni sociali. Questo è il motivo per cui bramiamo le cose che sono al di fuori della nostra portata, e questo è anche il motivo per cui apprezziamo le cose che abbiamo ottenuto, lavorando davvero duramente per ottenerle. Quindi, costruire il tuo carisma vuol dire anche non essere troppo facile da ottenere. Va bene essere generoso e gentile, ma allo stesso tempo, non essere facile. Bisogna imparare a controllare la disponibilità e imparare a dire di no quando è appropriato. Non cadere nella trappola dire di sì a tutto solo perché vuoi essere apprezzato. Le persone che dicono semplicemente sì a tutto, vengono etichettate come "mezze calzette" e beh, non ottengono alcun rispetto. Ricorda che quando interagisci con le persone, sii generoso quando dai, ma non dare più di quello che sei disposto a dare, e non dare mai solo allo scopo di piacere.

Capitolo 11. Effetto del carisma sulla leadership di successo

L e persone di successo sono in genere leader che possono contare su coloro che li circondano per aiutarli a raggiungere i loro obiettivi. Far lavorare le persone con te per raggiungere i tuoi obiettivi è sempre molto più facile a dirsi, che a farsi. I leader sono "parti" molto importanti della razza umana in quanto sono quelli che hanno la forza e il coraggio di far lavorare le persone secondo certe credenze per convincerle a sostenere le cose che stanno facendo, e fargli raggiungere gli obiettivi prefissati.

Le buone capacità comunicative sono una parte importante della leadership carismatica e i leader carismatici sono spesso quei leader che sono verbalmente eloquenti, in modo tale da poter comunicare con i loro seguaci a livello profondo ed emotivo. Possono tradurre in parole una visione molto avvincente per attirare forti emozioni dai loro seguaci. Questo è uno dei motivi per cui sono sempre leader di successo. Prendi Steve Jobs, per esempio, non ha ottenuto tutto da solo. Aveva le capacità delle persone più talentuose per aiutarlo ad arrivare dove voleva, e queste persone credevano fortemente nei suoi sogni ed erano in grado di fargli raggiungere il successo grazie alla sua unicità e carisma.

Il carisma è quella cosa che illumina la stanza mentre entri. Riguarda le qualità di un individuo, che suscita un sentimento negli altri in un modo che non tutti riescono. Il carisma consente di avere un impatto prezioso e fa sì che gli altri ti ascoltino e pendano dalle tue labbra ogni volta che parli. Sebbene alcune persone siano naturalmente carismatiche, è possibile imparare o sviluppare queste qualità e metterle in azione.

Il motivo per cui le persone carismatiche sembrano sempre avere successo è perché hanno l'occhio di un'aquila e una forte personalità. Questo gli permette di connettersi con le persone, di entrare in empatia con loro e di farli sentire importanti.

Di seguito sono elencate alcune delle qualità delle persone carismatiche che le aiutano ad avere successo nella leadership:

Maggiore fedeltà da parte dei dipendenti

Come risultato del fatto che i leader carismatici sono sempre desiderosi di motivare e ispirare i propri dipendenti, è molto probabile che le loro capacità di leadership possano creare un aumento dei livelli di lealtà e impegno da parte dei loro dipendenti. Il più delle volte, si assicurano che i loro dipendenti siano in grado di sentire che i loro sforzi e talenti contano. Questo è uno dei fattori che aumentano il coinvolgimento dei dipendenti e diminuiscono il turnover.

I leader carismatici creano leader

Leader e manager carismatici hanno anche una personalità contagiosa che può facilmente motivare i giovani dipendenti a diventare leader nel lungo periodo. Le qualità uniche di questo tipo di leader contribuiranno a trasmettere ai giovani le giuste caratteristiche per diventare i leader del futuro.

Produttività incrementata

Questi tipi di leader sono altamente qualificati nell'atto di guadagnare la fiducia di coloro che li circondano, quindi ci sono maggiori possibilità che i dipendenti si attengano alle aspettative dei loro leader carismatici, indipendentemente da quanto possano sembrare alte. Questo, di conseguenza, si traduce in un'alta probabilità di aumentare la produttività, nonché una migliore qualità del lavoro.

Un colpo all'innovazione

I leader carismatici sono inclini a fare cambiamenti positivi e innovazioni che sembrano logiche. Questo è il motivo per cui sono sempre alla ricerca di modi per ottenere migliori opportunità che possano avere un effetto positivo sull'organizzazione e semplificare i processi. Di conseguenza, la società sarà sempre al passo con le ultime tendenze del settore, nonché le ultime pratiche organizzative.

Una cultura dell'apprendimento

L'umiltà è una delle caratteristiche più importanti di un leader carismatico, tanto più se è vista come auto-miglioramento, cioè se gli errori commessi verrano considerati come opportunità di apprendimento. Incoraggiano i loro subordinati a trovare altre soluzioni ai loro problemi quando i loro piani iniziali non funzionano come previsto. Ciò creerà un'atmosfera in cui i dipendenti saranno più a loro agio nell'assunzione di rischi e nella ricerca di soluzioni migliori ai loro problemi.

I leader carismatici sono grandi ascoltatori

Le persone a volte sottovalutano il potere di ascoltare. Non solo fa sentire le persone come importanti per te, ma ti aiuta anche a capire cosa ha da dire la persona e sapere qual è il suo punto di vista. Se non ascolti, non sarai in grado di conoscere i pensieri degli altri. Ponendo domande appropriate, facendo contatto visivo, gesti e linguaggio del corpo, puoi mostrare agli altri che hanno la tua totale attenzione. Questo è tutto ciò che contribuisce a rendere le persone carismatiche dei buoni comunicatori. Capiscono che ci sono cose che non dovrebbero dire. Questa è una grande abilità di leadership che possiedono. Capiscono anche che quando ascolteranno gli altri, saranno in grado di conquistarli perché hanno acquisito la capacità di farli sentire speciali.

Sono buoni osservatori

C'è anche così tanto potere nell'osservare le cose, e questo è uno degli strumenti con cui i leader carismatici si armano. L'osservazione significa che stai prendendo nota di tutte le cose che stanno accadendo intorno a te come le azioni dei tuoi dipendenti, l'impostazione del posto di lavoro, l'energia che le persone portano in giro, le persone più importanti nel raduno e le cose che stanno realmente accadendo a parte l'essenza artificiale del raduno. Ci sono molte persone che sono in grado di vedere, ma mancano di visione. Le persone carismatiche prendono nota di tutto e osservano tutto attentamente. Questo perché sono molto ossessionati dalla conoscenza dei dettagli di tutto. In modo incredibile, i leader carismatici camminano come se avessero un telescopio inserito negli occhi. Prima di impegnarsi in un'attività o agire su un problema, lo studiano osservandolo attentamente. Questo li aiuterà a prepararsi per qualsiasi situazione possa sorgere.

I leader carismatici conoscono il momento e il luogo giusti per tutto

Considerando che ci sono molte distrazioni nel mondo moderno, i leader carismatici possono mantenere il loro rispetto per gli altri. Non riuscirai a distrarli tanto facilmente quando sono seduti di fronte a un'altra persona e non ti distrarranno facilmente concentrando invece la loro attenzione su tutto ciò che è importante. Questo è un dono molto importante che pochissime persone possiedono e danno al loro prossimo. Questo è uno dei doni che merita rispetto per i leader carismatici e fa desiderare alle persone di stare con loro. Le persone le ricordano anche per questo e vorranno anche lavorare di più per loro.

I leader carismatici sono altruisti

I leader carismatici comprendono chiaramente che non si può ottenere senza prima dare. Preferiranno concentrarsi sulle cose che possono dare a coloro che li circondano e all'intero universo. I leader carismatici sono ben consapevoli del fatto che il loro contributo riflette direttamente sul risultato che possono ottenere.

I leader carismatici non danno molta importanza a se stessi

Sebbene le persone carismatiche possano facilmente diventare arroganti, sicure di sé e un po' arroganti, capiscono anche che ci sono alcune linee che non devono oltrepassare. Questo per evitare di sembrare persone con scarsa autostima che vogliono sempre ricevere credito per le cose che fanno o che dicono. La maggior parte delle persone che pensano in modo giusto non saranno colpite da tali atti e potrebbero persino sentirsi a disagio. Le persone con delle insicurezze possono desiderare di mettersi in mostra. I leader carismatici non vorranno facilmente oltrepassare questa linea perché non vogliono diventare il primo nemico di coloro che dovrebbero avere come alleati.

Comprendono che anche gli altri sono importanti

Non è una novità che Roma non sia stata costruita in un giorno e non è stata costruita da una sola persona. Non sei un'isola, quindi avrai sicuramente bisogno di altre persone per raggiungere la fine desiderata. I leader carismatici lo comprendono e non solo sono aperti all'apprendimento degli altri, ma usano anche le lezioni apprese a loro favore. Questi tipi di leader sanno che non si tratta del numero di persone che conoscono, ma della loro qualità e del valore che hanno, quindi tengono in grande considerazione tutti i membri. Ai giorni d'oggi, non hai solo bisogno di conoscenza, ma hai anche bisogno di persone.

I leader carismatici sono umili

I più grandi leader della storia sono quelli che sono stati in grado di ispirare gli altri ad agire, e lo fanno riconoscendo gli altri e dando loro credito. Sono anche persone umili che non dimenticano mai da dove vengono, inoltre non cercano mai troppo di impressionare gli altri. Contano sulle loro azioni per far sì che parlino per loro, dove invece gli altri si affidano alle loro parole per fare lo stesso. Questo è il punto in cui esiste un divario tra mediocrità e grandezza. Lodano quelli che stanno facendo bene per incoraggiarli ad esibirsi meglio. Con umiltà, possono creare legami emotivi tra loro e le loro squadre invece di costruire semplicemente rapporti di lavoro con loro o formare relazioni intellettuali. Capiscono che non dovrebbero mai diventare troppo orgogliosi perché l'orgoglio eccessivo è il terreno fertile per l'invidia e l'odio all'interno della loro organizzazione.

I leader carismatici sono visionari

I leader carismatici lavorano sempre con un obiettivo. Sono ben consapevoli di dove sono diretti o dove desiderano essere. Avendo chiara la loro visione, possono lavorare sodo per raggiungerla. La visione dei leader carismatici non è solo una visione chiara, ma sono consapevoli che sono in linea con i loro valori fondamentali, i loro interessi e i loro desideri. I leader carismatici mostrano una sorta di passione per la loro visione che è così forte che induce anche gli altri a crederci. Questa visione si collega agli interessi più profondi del leader e di quelli che lo circondano, in modo tale da indurli a raggiungere i loro più alti potenziali. È un tipo di visione che ti aiuterà a conoscere i motivi per cui stai facendo le cose che stai facendo, indipendentemente dalle cose che stanno accadendo al di fuori dell'individuo e dalle sfide che ti arrivano in qualsiasi momento.

I leader carismatici portano sempre energia positive

Noterai sempre una persona carismatica nel momento in cui entrano nella stanza. C'è qualcosa in loro che li porta a trasportare un tipo di energia che non tutti hanno. Sono portatori di luce e, una volta entrati, tutti si interessano alle cose che hanno da dire. Questo è il risultato del loro carisma. Con questo, possono intrattenere tutti nella stanza e andare d'accordo con chiunque decidano di andare d'accordo. Le persone sono naturalmente attratte da personalità forti e appassionate. Questo tipo di passione ed energia li aiuta a coltivare un tipo di personalità che genera ammirazione e ideologie alle quali gli altri possono aspirare. Questo è anche noto come l'ego ideale.

I leader carismatici ispirano gli altri

C'è un detto popolare che afferma che non è importante ciò che fa una persona, ma il motivo per cui lo fa. I leader carismatici ispirano gli altri ad agire e li incoraggiano a credere nelle cose che fanno mentre servono come motivazione che li aiuterà a raggiungere i loro sogni/obiettivi. Le persone carismatiche incoraggiano gli altri a credere nei loro obiettivi e sogni, oltre ad ispirarli a perseguire uno scopo più grande. Soprattutto, cercano di far sentire tutti intorno a loro speciali come una parte importante del viaggio verso la grandezza della squadra, piuttosto che trattarli come semplici impiegati.

Conclusioni

Una grande parte dell'apprendimento per migliorare l'autostima è prestare attenzione al modo in cui interagisci con le persone assicurandoti di avere un'influenza positiva. Ne avrai bisogno per la tua crescita personale e professionale.

Per vivere una vita di significato e scopo dovrai avere grandi capacità sociali e quindi creare relazioni durature. Questo diventa molto difficile se non hai in te la capacità di avvicinare le persone a te. Con fiducia in sé stessi e alta autostima, sai sempre cosa dire, come dirlo e, soprattutto, come portarti quando sei vicino alle persone. Con la positività sarai sicuramente in grado di guadagnare l'amore e il rispetto delle persone.

Per chiunque soffra di ansia sociale, ti incoraggio a iniziare costruendo la tua autostima. Con il tempo e la pratica, allevierai qualsiasi tipo di paura che senti quando parli o ti associ alle persone. Gli spazi pubblici non saranno terrificanti come in passato perché avrai più fiducia e autostima. Nella vita, tutti devono avere molta fiducia. L'interazione umana sarebbe molto più semplice se ognuno di noi avesse più autostima.

La scelta di decidere se essere normali o straordinari nella vita, dipende da noi. Bisogna avere un quadro chiaro di ciò che significa essere sicuri di sé. Essere straordinari significa che ti distingui sempre, e puoi stare bene con gli altri. Se invece non sarai soddisfatto, sarà perché non proverai mai ad uscire dalla tua zona di confort.

Potrebbe farti sentire bene vivere nel tuo mondo e non avere nulla da migliorare. Ma prima o poi potresti iniziare a sentire il bisogno di migliorarti poiché vorrai di più dalla vita. Ciò potrebbe verificarsi in situazioni in cui sei un genitore o un leader di un gruppo. Non sarai in grado di dare a queste persone ciò di cui hanno bisogno da te se insisti a essere solo un individuo ordinario.

Questa potrebbe essere un'ottima motivazione per decidere di iniziare a cambiare e tirare fuori il meglio di te.

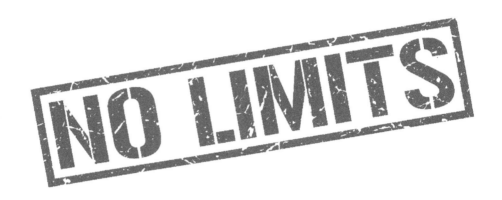

"La vera libertà è sprigionare la propria essenza e darle modo di vivere senza limiti."

Andrea Barani

CPSIA information can be obtained
at www.ICGtesting.com
Printed in the USA
BVHW051237070421
604337BV00008B/1508